U. Frank

Antibiotika am Krankenbett

Unter Mitarbeit von Evelina Tacconelli

16., vollständig überarbeitete und aktualisierte Auflage

Begründet von F. Daschner

Professor Dr. med. Uwe Frank
Department für Infektiologie
Leitung Sektion Krankenhaus- und Umwelthygiene
Universitätsklinikum Heidelberg
Im Neuenheimer Feld 324
69120 Heidelberg

ISBN-13 978-3-642-25678-3   ISBN 978-3-642-25679-0 (eBook)
DOI 10.1007/978-3-642-25679-0

Die Deutsche Nationalbibliothek verzeichnet diese Publikation in der Deutschen Nationalbibliografie; detaillierte bibliografische Daten sind im Internet über http://dnb.d-nb.de abrufbar.

Springer Medizin
© Springer-Verlag Berlin Heidelberg 1984, 1986, 1988, 1990, 1992, 1994, 1996, 1998, 2000, 2002, 2004, 2006, 2008, 2010, 2013

Planung: Hinrich Küster, Heidelberg
Projektmanagement: Kerstin Barton, Heidelberg
Lektorat: Bettina Arndt, Gorxheimertal
Projektkoordination: Michael Barton, Heidelberg
Umschlaggestaltung: deblik Berlin
Fotonachweis Umschlag: © photos.com
Satz: Fotosatz-Service Köhler GmbH – Reinhold Schöberl, Würzburg

U. Frank · Antibiotika am Krankenbett

Unter Mitarbeit von Evelina Tacconelli

Begründet von F. Daschner

Leitsätze der Antibiotikatherapie

(► Kap. 4)

1. **Strenge Indikationsstellung:** Ein Antibiotikum ist kein Antipyretikum!

2. **Rationale und gezielte Therapie:** Vor jeder Antibiotikatherapie Versuch einer Erregerisolierung!

3. **Richtige Wahl des Antibiotikums:** Substanzen mit möglichst schmalen Spektrum bevorzugen. Nebenwirkungen und mögliche Interaktionen mit anderen Medikamenten beachten. Umstellen von intravenöser auf orale Therapie erwägen. Kosten berücksichtigen.

4. **Dosierung überprüfen:** Ausreichend hohe Dosierung. Dosisanpassung bei eingeschränkter Nierenfunktion (► Kap. 16).

   ▬ **Berechnung der Kreatininclearance (=GFR):** ein 24-h-Urin zur Berechnung der Kreatininclearance steht selten zur Verfügung und ist zur Dosisanpassung von Antibiotika auch meist entbehrlich. Unverzichtbar bei Patienten über 60 Jahre oder bei Kreatinin >1 mg/dl oder bei Gewicht unter 60 kg ist die Schätzung der GFR mit Hilfe des stabilen Serum-Kreatinin [mg/dl].

   ▬ **Umrechnungsformel nach** *COCKROFT & GAULT*:

   Kreatinin – Clearance

   $$= \frac{140 - Alter}{Serumkreatinin} \times \frac{KG}{72} \ (\times 0,85 \ bei \ Frauen)$$

5. **Spiegelbestimmungen bei Antibiotika mit geringer therapeutischer Breite** (z. B. Aminoglykoside, Vancomycin)
6. **Kontraindikationen beachten:** Vor Antibiotikagabe Allergien ausschließen!
7. **Therapiedauer beachten:** Bis 3–5 Tage nach Entfieberung. Therapiedauer ≥7–10 Tage nur begründet (▶ Kap. 13).
8. **Ursachen für Nicht-Ansprechen der Antibiotikatherapie** (▶ Kap. 14):
   - Falsches Antibiotikum?
   - Falscher Erreger? Pilze? Viren?
   - Substanz erreicht Infektionsort nicht? Abszess?
   - Fremdkörper (Venenkatheter, Blasenkatheter)?
   - Abwehrdefekt?
   - Drug Fever?
9. **Die meisten Lokalantibiotika können durch Antiseptika ersetzt werden.**

Vorwort zur 16. vollständig überarbeiteten Auflage

Sehr verehrte Frau Kollegin,
sehr geehrter Herr Kollege,

die 1. Auflage des Kitteltaschenbuches »Antibiotika am Krankenbett« von Franz Daschner wurde vor 30 Jahren veröffentlicht. Das Ziel des Buches war es von Beginn an, Ärzten, Apothekern, Assistenten, Medizinstudenten und Gesundheitsberufstätigen eine kurze und präzise Bezugsquelle für Antibiotika, deren Präparatenamen, Wirkspektren, Dosierungen, Nebenwirkungen und in speziellen Fällen auch pharmakologischen Daten zur Verfügung zu stellen. Das Taschenbuch wurde fortlaufend aktualisiert und in seinem Aufbau den Bedürfnissen der Benutzer angepasst. Es wurde zwischenzeitlich in zahlreiche Sprachen übersetzt. Seit 2009 existiert eine englischsprachige Version, in der sowohl die europäischen Präparatenamen als auch die internationale Resistenzlage berücksichtigt werden.

Das Format des Taschenbuches war seit der ersten Auflage (1982) bei den Benutzern äußerst beliebt. Ich habe mich stets verpflichtet gefühlt, dieses Format beizubehalten. Das Buch wird auch weiterhin gut in die Tasche eines jeden Arztkittels oder einer jeden Jacke hineinpassen.

Nach jahrzehntelanger großer Beliebtheit des Kitteltaschenbuches freue ich mich, Ihnen die 16. Auflage vorstellen zu können.

Im Laufe der Zeit haben sich die Antibiotikatherapie und Resistenzentwicklung und -verbreitung stark gewandelt. Die Veränderungen treten so rasch auf, dass kein Lehr- oder Fachbuch für Mikrobiologie, Infektiologie und Pharmakologie Schritt halten kann. Der heutige Klinikarzt verlässt sich daher auf die medizinische Fachliteratur, wenn es darum geht, ein Antibiotikum zu verschreiben. Präzise Informationen für die Patientenbehandlung sind aber auf diesem Wege häufig nur schwer zu erhalten.

Das Kitteltaschenbuch ist hinsichtlich Genauigkeit und Prägnanz für die Antibiotikatherapie auch heute noch beispiellos. Die einfache Gliederung erleichtert den täglichen Gebrauch. Die wichtigsten Handelsnamen der in Deutschland zugelassenen Antibiotika werden berücksichtigt. Das Buch ist ein wichtiger Leitfaden für die Antibiotikatherapie am Krankenbett. Es stellt keine offizielle therapeutische Richtlinie dar, obwohl die Richtlinien und Empfehlungen anerkannter Fachgesellschaften berücksichtigt werden. Bei Abweichungen zwischen den Empfehlungen im Kitteltaschenbuch, den Informationen der Beipackzettel und/oder Richtlinien von Fachgesellschaften, bitte ich den Leser, sich offizielle und ausführliche Informationen seitens des Arzneimittelherstellers zu besorgen.

Ich möchte Sie auch dieses Mal wieder herzlich bitten, mir Ihre Anregungen und Änderungswünsche mitzuteilen, denn nur durch den ständigen Erfahrungsaustausch zwischen Spezialisten, Klinikern und Praktikern können patientengerechte Therapieempfehlungen gegeben werden. Bitte informieren Sie mich auch, wenn ein bestimmtes Antibiotikum oder ein bestimmter Krankheitserreger nicht im Buch enthalten ist.

Bitte schreiben Sie mir an die folgende E-Mail-Adresse:
uwe.frank@med.uni-heidelberg.de

Ich freue mich, von Ihnen zu hören!

Mit freundlichen kollegialen Grüßen,

Uwe Frank
Heidelberg,
im Januar 2013

Evelina Tacconelli
Tübingen,
im Januar 2013

Vorwort

Sehr verehrte Frau Kollegin,
sehr geehrter Herr Kollege,

nur noch wenig Ärzte sind heute in der Lage, dem Fortschritt bei Antibiotika zu folgen. Bei manchen Substanzklassen, z. B. den Cephalosporinen, wird selbst die Lernfähigkeit von Spezialisten strapaziert. Seit der Erstauflage 1982, die ca. 55 000 Ärzte erreicht hat, sind zahlreiche Substanzen auf den Markt gekommen, so daß diese Neuauflage notwendig wurde. Sie ist in Form und Umfang weiterhin so gewählt, daß das Büchlein auch in Ihre Kitteltasche paßt.

Ich bitte Sie auch diesmal wieder, mir Ihre Anregungen und Änderungswünsche mitzuteilen, denn nur durch den ständigen Erfahrungsaustausch zwischen Spezialisten, Klinikern und Praktikern können patientengerechte Therapieempfehlungen gegeben werden.

Mit freundlichen kollegialen Grüßen

F. Daschner
Freiburg, Januar 1984

Danksagung

Viele Kolleginnen und Kollegen haben uns sehr wichtige Hinweise gegeben, Verbesserungsvorschläge unterbreitet und uns vor allem auf Fehler aufmerksam gemacht. Ihnen danken wir aufrichtig. Ganz besonderer Dank gilt unseren ärztlichen Mitarbeitern Frau Dr. med. Eva-Maria Kleißle, Frau Dr. med. Lyuba Rabadzhieva und Herrn Dr. med. Winfried Ebner, die uns mit dieser Neuauflage unersetzliche Dienste geleistet haben. Unser Dank gilt auch Herrn Prof. Dr. med. J. Böhler, Wiesbaden, der die Kapitel 15 und 16 neu überarbeitet hat. Herrn Prof. Dr. med. Manfred Kist, Freiburg, danken wir für die stets wertvollen Anregungen zum Thema Darminfektionen, sowie dem Klinikumsapotheker Herrn Dr. rer. nat. Martin Hug, Freiburg, für die Zusammenstellung der aktuellen Antibiotikakosten.

Der Autor

■ **Prof. Dr. med. Uwe Frank**

1986–1990 Wissenschaftlicher Assistent an der Klinikhygiene, Universitätskliniken Freiburg; 1991 Fellow, Division of Infectious Diseases, Clinical Microbiology Laboratories, San Francisco General Hospital, University of California, San Francisco, USA; 1992 Fellow, Division of Infectious Diseases, The Medical Service, San Francisco General Hospital, University of California, San Francisco, USA; 1993–1998 Oberarzt am Institut für Umweltmedizin und Krankenhaushygiene, Universitätsklinikum Freiburg; 1998–2006 Leitender Oberarzt, Facharzt für Mikrobiologie und Infektionsepidemiologie; Habilitation im Fach »Klinische Mikrobiologie«, Anerkennung als »Infektiologe« (DGI); 2006–2007 Kommissarischer Direktor des Instituts für Umweltmedizin und Krankenhaushygiene, Universitätsklinikum Freiburg; Koordinator europäischer Projekte zu Kosten der Antibiotikaresistenz (»BURDEN«) und zur Verbesserung im Infektionsmanagement (»IMPLEMENT«).

Der Begründer

- **Prof. Dr. med. Franz Daschner**

1940 in Regensburg geboren, Musikgymnasium in Regensburg, Studium der Medizin in München, Staatsexamen 1965, Promotion 1966, 1967 bis 1969 Universitäts-Kinderklinik München, Abteilung für antimikrobielle Therapie, 1968 amerikanisches Staatsexamen, 1969 bis 1970 Infectious Disease Fellowship am Massachusetts General Hospital, Harvard-Medical School und Cedors-Sinai Medical Center, University of California, Los Angeles. 1970 bis 1976 wiederum Universitäts-Kinderklinik München. 1975 Habilitation für Pädiatrie über Harnweginfektionen bei Kindern, seit 1976 Leiter der Klinikhygiene am Universitätsklinikum Freiburg. Facharzt für Kinderheilkunde, Laboratoriumsmedizin, Hygiene und Umweltmedizin, MePdizinische Mikrobiologie und Infektionsepidemiologie. Seit 1992 Direktor des Instituts für Umweltmedizin und Krankenhaushygiene der Universität Freiburg. 1998 Sonderpreis »Ökomanager des Jahres«, 2000 Deutscher Umweltpreis, 2002 Bundesverdienstkreuz. 2006 emeritiert.

Inhaltsverzeichnis

Abkürzungen

i.v.	intravenös
i.m.	intramuskulär
BAL	Bronchoalveolare Lavage
Crea	Kreatinin
CAPD	Kontinuierliche ambulante Peritonealdialyse
CAVH	Kontinuierliche arteriovenöse Hämofiltration
CVVH/CVVHD	Kontinuierliche venovenöse Hämofiltration/Hämodialyse
DI	Dosierungsintervall
ESBL	Extended-Spectrum β-Lactamasen
GFR	Glomeruläre Filtrationsrate
GISA	Glykopeptid-resistente S. aureus
HD	Hämodialyse
HWI	Harnwegsinfekt
IE	Internationale Einheit
INH	Isoniazid
KG	Körpergewicht (Kilogramm)
LD	Loading Dose, Initial-, Aufsättigungsdosis
MAO	Monoamine-Oxidase
MDR	Multidrug resistent
MRSA	Methicillin-resistente S. aureus
MRSE	Methicillin-resistente S. epidermis
MSSA	Methicillin-sensible S. aureus
TMP/SMX	Trimethoprim-Sulfamethoxazol
VRE	Vancomycin-resistente Enterokokken
ZNS	Zentrales Nervensystem
ZVK	Zentraler Venenkatheter

Einteilung
der Antibiotika

U. Frank, *Antibiotika am Krankenbett,*
DOI 10.1007/978-3-642-25679-0_1,
© Springer-Verlag Berlin Heidelberg 2013

β-Laktamantibiotika

Benzylpenicilline	Phenoxypenicilline (Oralpenicilline)	Penicillinasefeste Penicilline (Staphylokokkenpenicilline)
Penicillin G (Benzylpenicillin-Natrium, Procain-Benzylpenicillin, Benzathin-Penicillin)	Penicillin V Propicillin	Oxacillin Dicloxacillin Flucloxacillin
Aminobenzylpenicilline	**Ureidopenicilline (Breitspektrumpenicilline)**	**β-Laktam/ β-Laktamasehemmer**
Ampicillin Amoxicillin	Mezlocillin Piperacillin	Ampicillin/Sulbactam Amoxicillin/Clavulansäure Piperacillin/ Tazobactam Sulbactam zur freien Kombination

Cephalosporine (1. Generation)	Cephalosporine (2. Generation)	Cephalosporine (3./4. Generation)
Cefazolin	Cefuroxim	Cefotaxim
Cefalexin (oral)	Cefuroximaxetil (oral)	Ceftriaxon
Cefadroxil (oral)	Cefaclor (oral)	Ceftazidim
	Loracarbef	Cefepim
		Cefixim (oral)
		Cefpodoximproxetil (oral)
		Ceftibuten (oral)
Monobactame	**Carbapeneme**	**β-Laktamasehemmer**
Aztreonam	Imipenem	Clavulansäure
	Meropenem	Sulbactam
	Ertapenem	Tazobactam
	Doripenem	

Andere Substanzklassen

Aminoglykoside	Tetracycline	Chinolone
Streptomycin Gentamicin	Tetracyclin	Gruppe I
Tobramycin	Doxycyclin	Norfloxacin
Netilmicin	Minocyclin	Gruppe II
Amikacin		Enoxacin
		Ofloxacin
		Ciprofloxacin
		Gruppe III
		Levofloxacin
		Gruppe IV
		Moxifloxacin

I: Indikation im Wesentlichen auf HWI beschränkt

II: breite Indikation

III: verbesserte Aktivität gegen grampositive und atypische Erreger

IV: nochmals gesteigerte Aktivität gegen grampositive und atypische Erreger sowie zusätzlich gegen Anaerobier

Lincosamide

Clindamycin

Glykopeptidantibiotika

Vancomycin

Teicoplanin

Glyzylzykline

Tigecyclin

Lipopeptide

Daptomycin

Ansamycine

Rifampicin

Azolderivate

Miconazol

Ketoconazol

Fluconazol

Itraconazol

Voriconazol

Posaconazol

Makrolide

Erythromycin

Spiramycin

Roxithromycin

Clarithromycin

Azithromycin

Ketolide

Telithromycin

Epoxide

Fosfomycin

Nitroimidazole

Metronidazol

Polyene

Amphotericin B

Nystatin

Echinocandine

Caspofungin

Anidulafungin

Micafungin

Oxazolidinone

Linezolid

Polymyxine

Colistin (Polymyxin E)

Polymyxin B

Generika – Handelsnamen

U. Frank, *Antibiotika am Krankenbett*,
DOI 10.1007/978-3-642-25679-0_2,
© Springer-Verlag Berlin Heidelberg 2013

Generika	Handelsnamen (Auswahl)	Zu finden in
Amikacin	Amikacin	▶ Kap. 10.1, S. 43
Amoxicillin	Amoxypen	▶ Kap. 10.2, S. 45
Amoxicillin/Clavulansäure	Augmentan	▶ Kap. 10.3, S. 46
Amphotericin B	Amphotericin B	▶ Kap. 10.4, S. 47
Amphotericin B (liposomal)	AmBisome	▶ Kap. 10.4, S. 47
Ampicillin	Ampicillin	▶ Kap. 10.5, S. 49
Ampicillin/Sulbactam	Unacid	▶ Kap. 10.6, S. 50
Anidulafungin	Ecalta	▶ Kap. 10.7, S. 52
Azithromycin	Zithromax	▶ Kap. 10.8, S. 53
Aztreonam	Azactam	▶ Kap. 10.9, S. 54
Benzathin-Penicillin G	Penicillin G	▶ Kap. 10.58, S. 108
Caspofungin	Cancidas	▶ Kap. 10.10, S. 55
Cefaclor	Panoral	▶ Kap. 10.11, S. 56
Cefadroxil	Grüncef	▶ Kap. 10.12, S. 56
Cefalexin	Cephalexin	▶ Kap. 10.13, S. 58
Cefazolin	Cefazolin	▶ Kap. 10.14, S. 59
Cefepim	Maxipime	▶ Kap. 10.15, S. 60
Cefixim	Cephoral	▶ Kap. 10.16, S. 61
Cefotaxim	Claforan	▶ Kap. 10.17, S. 62
Cefpodoximproxetil	Orelox, Podomexef	▶ Kap. 10.18, S. 63

Generika	Handelsnamen (Auswahl)	Zu finden in
Ceftazidim	Fortum	► Kap. 10.19, S. 64
Ceftibuten	Keimax	► Kap. 10.20, S. 66
Ceftriaxon	Rocephin	► Kap. 10.21, S. 67
Cefuroxim	Cefuroxim	► Kap. 10.22, S. 68
Cefuroximaxetil	Elobact, Zinnat	► Kap. 10.23, S. 69
Chloramphenicol	Paraxin	► Kap. 10.24, S. 70
Ciprofloxacin	Ciprobay	► Kap. 10.25, S. 71
Clarithromycin	Klacid, Mavid	► Kap. 10.26, S. 73
Clindamycin	Sobelin	► Kap. 10.27, S. 74
Colistin	Colistin	► Kap. 10.28, S. 75
Cotrimoxazol (TMP/SMZ)	Eusaprim	► Kap. 10.29, S. 76
Daptomycin	Cubicin	► Kap. 10.30, S. 78
Dicloxacillin	InfectoStaph	► Kap. 10.31, S. 79
Doripenem	Doribax	► Kap. 10.32, S. 79
Doxycyclin	Doxyhexal	► Kap. 10.33, S. 80
Enoxacin	Enoxor	► Kap. 10.34, S. 81
Ertapenem	Invanz	► Kap. 10.35, S. 82
Erythromycin	Erythrocin, Paediathrocin	► Kap. 10.36, S. 83
Ethambutol	EMB-Fatol, Myambutol	► Kap. 10.37, S. 84
Flucloxacillin	Staphylex	► Kap. 10.38, S. 85
Fluconazol	Diflucan, Fungata	► Kap. 10.39, S 87
Flucytosin	Ancotil	► Kap. 10.40, S 88
Fosfomycin	Infectofos	► Kap. 10.41, S. 90
Gentamicin	Refobacin	► Kap. 10.42, S. 92
Imipenem/Cilastatin	Zienam	► Kap. 10.43, S. 93
Isoniazid (INH)	Isozid	► Kap. 10.44, S. 94
Itraconazol	Sempera	► Kap. 10.45, S. 95
Levofloxacin	Tavanic	► Kap. 10.46, S. 96
Linezolid	Zyvoxid	► Kap. 10.47, S. 97
Meropenem	Meronem	► Kap. 10.48, S. 98
Metronidazol	Clont, Flagyl	► Kap. 10.49, S. 100
Micafungin	Mycamine	► Kap. 10.50, S. 101
Minocyclin	Minocyclin	► Kap. 10.51, S. 102
Moxifloxacin	Avalox	► Kap. 10.52, S. 103

Generika	Handelsnamen (Auswahl)	Zu finden in
Mupirocin	Turixin	► Kap. 11.28, S. 156
Nitrofurantoin	Furadantin, Nifurantin	► Kap. 10.53, S. 104
Norfloxacin	Barazan	► Kap. 10.54, S. 105
Nystatin	Moronal	► Kap. 10.55, S. 105
Ofloxacin	Tarivid	► Kap. 10.56, S. 106
Oxacillin	InfectoStaph	► Kap. 10.57, S. 107
Penicillin G	Diverse Präparate	► Kap. 10.58, S. 108
Penicillin V	Isocillin, Megacillin oral u. a.	► Kap. 10.59, S. 110
Piperacillin	Piperacillin-ratiopharm	► Kap. 10.60, S. 111
Piperacillin/Tazobactam	Tazobac	► Kap. 10.61, S. 112
Posaconazol	Noxafil	► Kap. 10.62, S. 113
Propicillin	Baycillin Mega	► Kap. 10.59, S. 110
Protionamid	ektebin, Peteha	► Kap. 10.63, S. 114
Pyrazinamid	Pyrafat, Pyrazinamid	► Kap. 10.64, S. 115
Rifabutin	Mycobutin	► Kap. 10.65, S. 116
Rifampicin	Eremfat	► Kap. 10.66, S. 117
Roxithromycin	Rulid, Roxithromycin	► Kap. 10.67, S. 118
Spiramycin	Rovamycine	► Kap. 11.66, S. 188
Streptomycin	Strepto-Fatol	► Kap. 10.68, S. 119
Sulbactam	Combactam	► Kap. 10.69, S. 120
Teicoplanin	Targocid	► Kap. 10.70, S. 121
Telithromycin	Ketek	► Kap. 10.71, S. 123
Tetracyclin	Tetracyclin	► Kap. 10.72, S. 124
Tigecyclin	Tygacil	► Kap. 10.73, S. 124
Tobramycin	Gernebcin	► Kap. 10.74, S. 125
Vancomycin	Vancomycin	► Kap. 10.75, S. 127
Voriconazol	VFEND	► Kap. 10.76, S. 128

Handelsnamen – Generika

U. Frank, *Antibiotika am Krankenbett,*
DOI 10.1007/978-3-642-25679-0_3,
© Springer-Verlag Berlin Heidelberg 2013

Handelsnamen (Auswahl)	Generika	Zu finden in
AmBisome	Amphotericin B (liposomal)	▶ Kap. 10.4, S. 47
Amikacin	Amikacin	▶ Kap. 10.1, S. 43
Amoxypen	Amoxicillin	▶ Kap. 10.2, S. 45
Amphotericin B	Amphotericin B	▶ Kap. 10.4, S. 47
Ampicillin	Ampicillin	▶ Kap. 10.5, S. 49
Ancotil	Flucytosin	▶ Kap. 10.40, S. 88
Augmentan	Amoxicillin/Clavulansäure	▶ Kap. 10.3, S. 46
Avalox	Moxifloxacin	▶ Kap. 10.52, S. 103
Azactam	Aztreonam	▶ Kap. 10.9, S. 54
Barazan	Norfloxacin	▶ Kap. 10.54, S. 105
Baycillin Mega	Propicillin	▶ Kap. 10.59, S. 110
Cancidas	Caspofungin	▶ Kap. 10.10, S. 55
Cefazolin	Cefazolin	▶ Kap. 10.14, S. 59
Cefuroxim	Cefuroxim	▶ Kap. 10.22, S. 68
Cephalexin	Cefalexin	▶ Kap. 10.13, S. 58
Cephoral	Cefixim	▶ Kap. 10.16, S. 61
Ciprobay	Ciprofloxacin	▶ Kap. 10.25, S. 71
Claforan	Cefotaxim	▶ Kap. 10.17, S. 62
Clont	Metronidazol	▶ Kap. 10.49, S. 100
Colistin	Colistin	▶ Kap. 10.28, S. 75

Handelsnamen (Auswahl)	Generika	Zu finden in
Combactam	Sulbactam	► Kap. 10.69, S. 120
Cubicin	Daptomycin	► Kap. 10.30, S. 78
Diflucan	Fluconazol	► Kap. 10.39, S. 87
Doribax	Doripenem	► Kap. 10.32, S. 79
Doxyhexal	Doxycyclin	► Kap. 10.33, S. 80
Ecalta	Anidulafungin	► Kap. 10.7, S. 52
ektebin	Protionamid	► Kap. 10.63, S. 114
Elobact	Cefuroximaxetil	► Kap. 10.23, S. 69
EMB-Fatol	Ethambutol	► Kap. 10.37, S. 84
Enoxor	Enoxacin	► Kap. 10.34, S. 81
Eremfat	Rifampicin	► Kap. 10.66, S. 117
Erythrocin	Erythromycin	► Kap. 10.36, S. 83
Eusaprim	Cotrimoxazol (TMP/SMZ)	► Kap. 10.29, S. 76
Flagyl	Metronidazol	► Kap. 10.49, S. 100
Fortum	Ceftazidim	► Kap. 10.19, S. 64
Fungata	Fluconazol	► Kap. 10.39, S. 87
Furadantin	Nitrofurantoin	► Kap. 10.53, S. 104
Gernebcin	Tobramycin	► Kap. 10.74, S. 125
Grüncef	Cefadroxil	► Kap. 10.12, S. 56
Infectofos	Fosfomycin	► Kap. 10.41, S. 90
InfectoStaph	Oxacillin, Dicloxacillin	► Kap. 10.57, S. 107
		► Kap. 10.31, S. 79
Invanz	Ertapenem	► Kap. 10.35, S. 82
Isocillin	Penicillin V	► Kap. 10.59, S. 110
Isozid	Isoniazid (INH)	► Kap. 10.44, S. 94
Keimax	Ceftibuten	► Kap. 10.20, S. 66
Ketek	Telithromycin	► Kap. 10.71, S. 123
Klacid	Clarithromycin	► Kap. 10.26, S. 73
Mavid	Clarithromycin	► Kap. 10.26, S. 73
Maxipime	Cefepim	► Kap. 10.15, S. 60
Megacillin oral	Penicillin V	► Kap. 10.59, S. 110
Meronem	Meropenem	► Kap. 10.48, S. 98
Minocyclin	Minocyclin	► Kap. 10.51, S. 102
Moronal	Nystatin	► Kap. 10.55, S. 105

Handelsnamen (Auswahl)	Generika	Zu finden in
Myambutol	Ethambutol	► Kap. 10.37, S. 84
Mycamine	Micafungin	► Kap. 10.50, S. 10⁻
Mycobutin	Rifabutin	► Kap. 10.65, S. 116
Noxafil	Posaconazol	► Kap. 10.62, S. 113
Orelox	Cefpodoximproxetil	► Kap. 10.18, S. 63
Paediathrocin	Erythromycin	► Kap. 10.36, S. 83
Panoral	Cefaclor	► Kap. 10.11, S. 56
Paraxin	Chloramphenicol	► Kap. 10.24, S. 70
Penicillin G	Benzathin-Penicillin G	► Kap. 10.58, S. 103
Peteha	Protionamid	► Kap. 10.63, S. 114
Piperacillin-ratiopharm	Piperacillin	► Kap. 10.60, S. 111
Podomexef	Cefpodoximproxetil	► Kap. 10.18, S. 63
Pyrafat	Pyrazinamid	► Kap. 10.64, S. 115
Pyrazinamid	Pyrazinamid	► Kap. 10.64, S. 115
Refobacin	Gentamicin	► Kap. 10.42, S. 92
Rocephin	Ceftriaxon	► Kap. 10.21, S. 67
Rovamycine	Spiramycin	► Kap. 11.66, S. 188
Roxigrün	Roxithromycin	► Kap. 11.66, S. 188
Rulid	Roxithromycin	► Kap. 10.67, S. 118
Sempera	Itraconazol	► Kap. 10.45, S. 95
Sobelin	Clindamycin	► Kap. 10.27, S. 74
Staphylex	Flucloxacillin	► Kap. 10.38, S. 85
Strepto-Fatol	Streptomycin	► Kap. 10.68, S. 119
Sulfadiazin-Heyl	Sulfadiazin	► Kap. 11.66, S. 188
Targocid	Teicoplanin	► Kap. 10.70, S. 121
Tarivid	Ofloxacin	► Kap. 10.56, S. 106
Tavanic	Levofloxacin	► Kap. 10.46, S. 96
Tazobac	Piperacillin/Tazo-bactam	► Kap. 10.61, S. 112
Tetracyclin	Tetracyclin	► Kap. 10.72, S. 124
Turixin	Mupirocin	► Kap. 11.28, S. 156
Tygacil	Tigecyclin	► Kap. 10.73, S. 124
Unacid	Ampicillin/Sulbactam	► Kap. 10.6, S. 50
Unacid PD oral	Sultamicillin	► Kap. 10.6, S. 51
Vancomycin	Vancomycin	► Kap. 10.75, S. 127

Handelsnamen (Auswahl)	Generika	Zu finden in
VFEND	Voriconazol	► Kap. 10.76, S. 128
Zienam	Imipenem/Cilastatin	► Kap. 10.43, S. 93
Zinnat	Cefuroximaxetil	► Kap. 10.23, S. 69
Zithromax	Azithromycin	► Kap. 10.8, S. 53
Zyvoxid	Linezolid	► Kap. 10.47, S. 97

Leitsätze
der Antibiotikatherapie

U. Frank, *Antibiotika am Krankenbett*,
DOI 10.1007/978-3-642-25679-0_4,
© Springer-Verlag Berlin Heidelberg 2013

1. **Strenge Indikationsstellung:** Ein Antibiotikum ist kein Antipyretikum!
2. **Rationale und gezielte Therapie:** Vor jeder Antibiotikatherapie Versuch einer Erregerisolierung!
3. **Richtige Wahl des Antibiotikums:** Substanzen mit möglichst schmalen Spektrum bevorzugen. Nebenwirkungen und mögliche Interaktionen mit anderen Medikamenten beachten. Umstellen von intravenöser auf orale Therapie erwägen. Kosten berücksichtigen.
4. **Dosierung überprüfen:** Ausreichend hohe Dosierung. Dosisanpassung bei eingeschränkter Nierenfunktion (▶ Kap. 16).

— **Berechnung der Kreatininclearance (=GFR):** ein 24-h-Urin zur Berechnung der Kreatininclearance steht selten zur Verfügung und ist zur Dosisanpassung von Antibiotika auch meist entbehrlich. Unverzichtbar bei Patienten über 60 Jahre oder bei Kreatinin >1 mg/dl oder bei Gewicht unter 60 kg ist die Schätzung der GFR mit Hilfe des stabilen Serum-Kreatinin [mg/dl].

Umrechnungsformel nach *COCKROFT & GAULT*:

$$\textit{Kreatinin} - \textit{Clearance}$$

$$= \frac{140 - Alter}{Serumkreatinin} \times \frac{KG}{72} \, (\times 0{,}85 \; bei \; Frauen) \qquad (4.1)$$

5. **Spiegelbestimmungen bei Antibiotika mit geringer therapeutischer Breite** (z. B. Aminoglykoside, Vancomycin)
6. **Kontraindikationen beachten:** Vor Antibiotikagabe Allergien ausschließen!
7. **Therapiedauer beachten:** Bis 3–5 Tage nach Entfieberung. Therapiedauer ≥7–10 Tage nur begründet (▶ Kap. 13).
8. **Ursachen für Nicht-Ansprechen der Antibiotikatherapie** (▶ Kap. 14):
- Falsches Antibiotikum?
- Falscher Erreger? Pilze? Viren?
- Substanz erreicht Infektionsort nicht? Abszess?
- Fremdkörper (Venenkatheter, Blasenkatheter)?
- Abwehrdefekt?
- Drug Fever?
9. **Die meisten Lokalantibiotika können durch Antiseptika ersetzt werden.**

■ Nähere Erläuterungen
- Ein Antibiotikum ist kein Antipyretikum. Fieber allein ist keine Indikation für Antibiotikagabe.
- Vor jeder Antibiotikatherapie Versuch einer Erregerisolierung.
- Wenn Antibiotikatherapie in 3–4 Tagen nicht anspricht, vor allem an Folgendes denken: falsche Wahl der Substanz, Substanz erreicht Infektionsort nicht, falscher Erreger (Viren!, Pilze!), Abszess, Abwehrdefekt des Patienten, Drug-Fieber, Venenkatheter, Blasenkatheter, anderer Fremdkörper (▶ Kap. 14).

- Wenn Antibiotikatherapie unnötig, dann sofort absetzen. Je länger Antibiotika gegeben werden, umso größer ist die Gefahr der Selektion resistenter Keime, von Nebenwirkungen und Toxizität.
- Die meisten Lokalantibiotika können durch Antiseptika ersetzt werden (▶ Kap. 21).
- Bei jedem unklaren Fieber müssen Blutkulturen entnommen werden. Ein negatives Ergebnis ist genauso wichtig wie ein positives, dann liegt mit großer Wahrscheinlichkeit eben keine Sepsis vor.
- Bei jedem Verdacht auf eine systemische Infektion (auch ohne Fieber) müssen Blutkulturen entnommen und der Patient (stationär) beobachtet werden.
- Perioperative Antibiotikaprophylaxe so kurz wie möglich. Bei den meisten Eingriffen genügt eine Dosis (▶ Kap. 22).
- Die Angabe »empfindlich« im Antibiogramm heißt nicht, dass die Substanz auch wirksam sein muss. Bis zu 20 % falsch-positive oder falsch-negative Ergebnisse (methodische Gründe). In vielen bakteriologischen Labors werden keine standardisierten Methoden angewandt.
- Richtige Probenentnahme und Transport (Transportmedien bei Rachenabstrichen, Wundabstrichen etc.) sind Voraussetzung für richtige Diagnostik und somit für die richtige Antibiotikatherapie (▶ Kap. 6).
- Ein mikroskopisches Präparat (Eiter, Liquor, Urin etc.) gibt oft schon 1–3 Tage vor dem endgültigen bakteriologischen Befund außerordentlich wertvolle Hinweise auf die Erregerätiologie.
- Antibiotika werden häufig zu lange gegeben. Bei den meisten Erkrankungen genügen 3–5 Tage nach Entfieberung.
- Antibiotika nicht zu häufig umsetzen! Auch die beste Antibiotikakombination erzielt Entfieberung meist erst in 2–3 Tagen.

— Bleiben Sie bei den Antibiotika, mit denen Sie gute klinische Erfahrungen gemacht haben. Die neuesten, oft teuersten Substanzen haben Vorteile meist nur bei wenigen Spezialindikationen und häufig Lücken gegen klassische Infektionserreger. Lassen Sie sich auch durch den eloquentesten Außendienstmitarbeiter und aufwendige Hochglanzprospekte nicht von Ihrer persönlichen guten klinischen oder praktischen Erfahrung mit Standardantibiotika (z. B. Penicillin, Cotrimoxazol, Erythromycin, Tetracycline) abbringen.

— Vor Beginn einer Antibiotikatherapie Allergien ausschließen! Viele anamnestische sog. Penicillin-Allergien sind allerdings keine Allergien, also im Zweifelsfall unbedingt testen.

— Wechselwirkungen mit anderen, gleichzeitig verabreichten Medikamenten beachten (▶ Kap. 23).

— Für eine adäquate Antibiotikatherapie müssen auch die Verhältnisse am Ort der Infektion beachtet werden, z. B. saurer pH oder anaerobes Milieu (z. B. Abszesse). Aminoglykoside wirken beispielsweise nicht bei saurem pH und unter anaeroben Bedingungen.

— Bei Gabe von Antibiotika mit geringer therapeutischer Breite (z. B. Aminoglykoside, Vancomycin) müssen Serumspiegelkontrollen durchgeführt werden. Spitzenspiegel: max. 30 min nach Injektion bzw. Infusion, Talspiegel: unmittelbar vor der nächsten Antibiotikagabe.

— Einmaldosierung von Aminoglykosiden: Die Gesamtdosis kann in einer einzigen Dosis (Infusion über 1 h in 100 ml 0,9 % NaCl) verabreicht werden. Dabei ist die Bestimmung des Spitzenspiegels nicht mehr notwendig, der Talspiegel wird nach der ersten oder zweiten Dosis, unmittelbar vor Gabe der nächsten Dosis gemessen. Er sollte <1 mg/l, auf keinen Fall aber >2 mg/l (bei Amikacin >10 mg/l) (Kumulationsgefahr!) liegen. Die Einmalgabe von Aminoglykosiden/Tag wird nicht empfohlen in der

◘ Tab. 4.1 Einmaldosierung von Aminoglykosiden

Antibiotikum	Sollwerte (mg/l)	
	Spitzenspiegel	Talspiegel
Gentamicin	5–10	<2
Tobramycin	5–10	<2
Netilmicin	5–10	<2
Amikacin	20–30	<10
Vancomycin	20–50	5–10

Schwangerschaft, bei Aszites, Meningitis, Osteomyelitis, Verbrennungen und eingeschränkter Nierenfunktion (Krea-Clearance <60 ml/min). Für das Kindesalter ist die Datenlage noch zu dürftig, um eine durchgängige Empfehlung abgeben zu können. Die Einmaldosierung scheint in der Kombinationsbehandlung der gramnegativen Sepsis und der Mukoviszidose sinnvoll zu sein. Ansonsten existieren dieselben Kontraindikationen wie im Erwachsenenalter (◘ Tab. 4.1).

Blutkultur-Diagnostik:
- Bei V. a. systemische und/oder lokale Infektionen (Sepsis, Meningitis, Osteomyelitis, Pneumonie, postoperative Infekte u. a.) oder Fieber unklarer Genese: 1 BK (aerob und anaerob) aus der 1. Vene, 1 BK (aerob und anaerob) aus der 2. Vene.
- Bei V. a. bakterielle Endokarditis: 3 BK (jeweils aerob und anaerob) aus 3 verschiedenen Venen (innerhalb von 3 h).
- Bei V. a. Venenkatheterinfektion: 1 Isolator® (quantitatives Blutkultursystem) aus dem Venenkatheter; 1 Isolator® und 1 aerobe BK aus einer peripheren Vene.

Wichtige Hinweise zur Abnahme:
Sorgfältige Hautdesinfektion (30 s), im Hinblick auf die abzunehmende Blutmenge Angaben des Herstellers des BK-Systems beachten; auf dem Anforderungsschein Punktions- bzw. Abnahmestelle angeben.

Häufigste Fehler bei der Antibiotikatherapie

U. Frank, *Antibiotika am Krankenbett,*
DOI 10.1007/978-3-642-25679-0_5,
© Springer-Verlag Berlin Heidelberg 2013

- Verwendung eines Breitspektrum-Antibiotikums, wenn ein Schmalspektrum-Antibiotikum ausreichen würde
- Zu lange Therapiedauer
- Intravenöse Therapie, wenn eine gleich effektive orale Therapie möglich wäre
- Kombinationstherapie, wenn ein Antibiotikum ausreichend wäre
- Keine Umstellung der Antibiotikatherapie, wenn die Antibiogramme verfügbar sind
- Keine Dosisanpassung bei eingeschränkter Leber- oder Nierenfunktion
- Keine Kenntnis der aktuellen Resistenzsituation und daher Beginn mit dem falschen Antibiotikum
- Beginn der Gabe von Antibiotika oder Antibiotikakombinationen routinemäßig für die schwersten Fälle, so als seien immer Pseudomonas oder oxacillinresistente Staphylokokken die Ursache

Wichtige Infektionen – wichtige mikro- biologische Diagnostik
(■ Tab. 6.1)

U. Frank, *Antibiotika am Krankenbett*,
DOI 10.1007/978-3-642-25679-0_6,
© Springer-Verlag Berlin Heidelberg 2013

■ **Tab. 6.1** Wichtige Infektionen – wichtige mikrobiologische Diagnostik

Infektionen	Mikrobiologische Diagnostik
Eitrige Tonsillitis	Rachenabstrich ohne Transport- medium (nur Suche nach A-Strepto- kokken!)
Meningismus	Liquorpunktion
Jedes (!) Fieber unklarer Genese	Blutkulturen
Faulig riechende Infek- tion (z. B. Sputum, Eiter, Aszites)	Verdacht auf Anaerobier-Infektion (spezielle Transportmedien!, möglichst Eiter, keine Abstriche untersuchen)
Eitrige Wundinfektion	Möglichst Eiter, Wundabstriche nur aus der Tiefe

◨ **Tab. 6.1** Fortsetzung

Infektionen	Mikrobiologische Diagnostik
Venenkatheternfektion	Quantitative Blutkultur (z. B. Isolator®) aus Venenkatheter u. zusätzlich aus peripherer Vene (mindestens 5- bis 10-fach höhere Keimzahl aus Venenkatheter spricht für Venenkatheterinfektion); nach Entfernen des Katheters Venenkatheterspitze +BK
Nosokomiale Diarrhoe, häufig nach Antibiotikatherapie	Toxinnachweis und Stuhlkultur auf Clostridium difficile
Peritonitis mit Aszites	Eiter in speziellem Transportmedium (Anaerobier!) wesentlich besser als Abstriche
Chronische Bronchitis mit trockenem Husten	Serologie auf atypische Pneumonieerreger (z. B. Mykoplasmen, Chlamydien)
Atypische Pneumonie bei abwehrgeschwächten Patienten	Serologie auf Legionellen, Nachweis von Legionellen-Urinantigen
Osteomyelitis	Eiter, intraoperatives Material (Aspirat) wesentlich besser als Abstriche
Sekret oder Eiter aus Drainagen	Sekret oder Eiter in Transportmedium, keine Drainagenabstriche (häufige Sekundärkontamination)

Grundsätzlich gilt:

- Material möglichst rasch ins Labor bringen
- Materialentnahme vor Beginn der Antibiotikatherapie
- Ist ein sofortiger Transport ins Labor nicht möglich, dann gelten folgende Lagerungsbedingungen:

— Raumtemperatur max. 2–3 h (empfindliche Keimarten können bei 4 °C absterben):
  – Blutkulturen
  – Aspirate/Punktate von normalerweise sterilen Körperflüssigkeiten
  – Liquor
  – Eiter, (Wund-)Sekrete
  – Biopsate/Gewebeproben in 0,9 % NaCl-Lsg.
  – Abstrichtupfer und Katheterspitzen in Transportmedium
— Kühlschrank bei 4 °C max. 12–24 h:
  – Untersuchungsgut mit Begleitflora (z. B. Sputum, Bronchialsekret, Stuhl)
  – Untersuchungsgut, bei dem die Keimzahl von Bedeutung ist (z. B. Urin, BAL)
  – Serum für serologische Untersuchungen (möglichst kein Vollblut)

Zusammenarbeit mit Mikrobiologen

U. Frank, *Antibiotika am Krankenbett*,
DOI 10.1007/978-3-642-25679-0_7,
© Springer-Verlag Berlin Heidelberg 2013

- Suchen Sie sich einen Mikrobiologen als Partner, der Sie von wichtigen Befunden (z. B. A-Streptokokken im Rachenabstrich, Ergebnis mikroskopischer Präparate aus Eiter, Gelenkpunktate etc., positive Blutkulturen) telefonisch oder per Fax orientiert und nicht auf den schriftlichen Befund warten lässt.
- Arbeiten Sie möglichst mit einem Mikrobiologen zusammen, der für Sie einen Hol- und Bringdienst organisiert. Lange Transportwege verschlechtern immer die bakteriologischen Ergebnisse.
- Holen Sie den Mikrobiologen ans Krankenbett. Ein mikrobiologisches Institut, das keinen infektiologischen Service am Krankenbett liefern kann, bildet keine medizinischen Mikrobiologen, sondern theoretische Mikrobiologen aus. Schreibtischtäter gibt es in der Medizin bereits genug. Auch Chirurgen und Internisten können nur selten Telefondiagnosen stellen.
- Meiden Sie private »Laborgroßfabriken«, auch wenn diese billiger arbeiten können, es sei denn, sie befinden sich in Ihrer Nachbarschaft und Sie haben dort einen Kollegen, der Sie gut und individuell auch am Krankenbett beraten kann.

— Meiden Sie Mikrobiologen, die Ihnen für jeden isolierten
  Keim ein Antibiogramm liefern, dies ist Beschäftigungs-
  therapie und Geldschneiderei. Viele klinische Materialien
  enthalten Kontaminationskeime, die als Infektionserreger
  überhaupt nicht in Frage kommen können. Antibiogramme sind primär unnötig und unsinnig z. B. bei Pneumokokken, Streptokokken der Gruppe A, vergrünenden
  Streptokokken, Haemophilus influenzae (lediglich
  β-Laktamase-Testung), Anaerobiern, Meningokokken. Die
  meisten Pilzantibiogramme sind mit Ausnahme von Flucytosin (Sprosspilze) falsch, da die Hemmhofdurchmesser
  nicht mit der In-vitro-Empfindlichkeit der Sprosspilze kor-
  relierbar sind.

— Füllen Sie den Begleitschein möglichst gut und spezifisch
  aus und äußern Sie Ihre Wünsche ganz genau. Schreiben
  Sie beispielsweise auf Ihren Untersuchungsauftrag nicht
  einfach »Rachenabstrich – pathogene Keime – Antibiogramm«, sondern formulieren Sie Ihren Untersuchungsauftrag so spezifisch wie möglich, also z. B. »Rachenabstrich – β-hämolysierende Streptokokken der Gruppe A –
  kein Antibiogramm«. Das gilt auch für Stuhlproben.
  Schreiben Sie nicht einfach »Stuhl – pathogene Keime –
  Antibiogramm«, sondern z. B. »Rotaviren, Salmonellen,
  Shigellen«, wenn es sich um einen Säugling oder ein
  Kleinkind handelt, oder z. B. »Salmonellen oder Campylobacter«, wenn es sich um einen Erwachsenen handelt,
  bei dem Rotaviren als Durchfallerreger praktisch nie vorkommen.

— Bitten Sie Ihren Mikrobiologen, dass er Ihnen mindestens
  halbjährlich Auswertungen der Resistenzsituation der in
  Ihrem Fachgebiet 5–6 häufigsten Erreger liefert, und zwar
  ohne sog. »copy strains«, also gleicher Erreger vom gleichen Patienten.

— Halten Sie sich bitte ganz genau an die Empfehlungen Ihres
  Mikrobiologen für Isolierung und Transport von mikro-

biologischem Material. Wenn Sie beispielsweise Urin einschicken, der einige Stunden bei Zimmertemperatur herumsteht, können Sie kein vernünftiges Ergebnis erwarten. Wenn Sie eine Blasenkatheterspitze bzw. -drainagespitze einschicken und nicht Urin bzw. Drainageflüssigkeit, isoliert der Mikrobiologe häufig Kontaminations- und nicht Infektionskeime.

Resistenz klinisch wichtiger Erreger

U. Frank, *Antibiotika am Krankenbett*,
DOI 10.1007/978-3-642-25679-0_8,
© Springer-Verlag Berlin Heidelberg 2013

◘ Tab. 8.1 gibt nur In-vitro-Empfindlichkeiten bzw. Resistenzen an (+ = empfindlich, ± = intermediär, 0 = resistent). In-vitro-Empfindlichkeit bedeutet nicht automatisch auch In-vivo-Wirksamkeit.

◘ **Tab. 8.1** Resistenz klinisch wichtiger Erreger

	Acinetobacter	Aeromonas	Actinomyces	Bacteroides fragilis	Burkholderia cepacia	Chlamydien	Citrobacter	Clostridien	Corynebacterium jekeium	Enterobacter	Enterococcus faecalis	Enterococcus faecium	Escherichia coli
Amikacin	0	0	0	0	0	0	±	0	0	+	0	0	+
Amoxicillin, Ampicillin	0	0	+	0	0	0	±	+	0	0	+	0	+
Amoxicillin/Clavulansäure	0	+	+	+	0	0	0	+	0	0	+	0	+
Ampicillin/Sulbactam	+	+	+	+	0	0	0	+	0	0	+	0	+
Azithromycin	0	0	+	0	0	+	0	+	0	0	0	0	0
Aztreonam	0	+	0	0	0	0	+	0	0	+	0	0	+
Cefaclor	0	±	0	0	0	0	±	+	0	0	0	0	+
Cefadroxil	0	±	0	0	0	0	0	+	0	0	0	0	+

◘ Tab. 8.2 gibt aktuelle Resistenzen aus dem Jahr 2009 in Prozent an.

Resistenzen auf Intensivstationen liegen für viele Erreger höher als auf Allgemeinstationen. Nützliche Vergleichsdaten finden Sie aus dem Projekt SARI (Surveillance of Antimicrobial Use and Resistance in German Intensive Care Units) unter www.antibiotika-sari.de.

Die Resistenzsituation kann innerhalb eines Krankenhauses, sogar von Station zu Station ganz unterschiedlich sein. Wichtig zu wissen ist deshalb die Resistenzlage auf der eigenen Station.

Haemophilus influenzae	Klebsiellen	Legionellen	Listeria monocytogenes	Moraxella catarrhalis	Mycoplasma pneumoniae	Proteus mirabilis	Proteus vulgaris	Providencia	Pseudomonas aeruginosa	Salmonellen	Serratia	Shigellen	Staphylococcus aureus (MSSA)	Staphylococcus aureus (MRSA)	Staphylococcus epidermidis	Stenotrophomonas maltophilia	Streptococcus A, B, C, G	Streptococcus pneumoniae	Streptococcus viridans	Yersinia enterocolitica
+	+	0	+	+	0	+	+	+	+	+	+	+	+	0	±	±	0	0	0	+
±	0	0	+	±	0	+	0	0	0	+	0	+	±	0	+	0	+	+	+	0
+	+	0	+	+	0	+	±	+	0	+	0	+	+	0	+	0	+	+	+	±
+	+	0	+	0	+	+		+	0	+	0	+	+	0	+	0	+	+	+	±
+	0	+	+	+	+	0	0	0	0	0	0	0	+	0	±	0	+	+	+	±
+	+	0	0	+	0	+	+	+	+	+	+	+	0	0	0	0	0	0	0	+
±	+	0	0	+	0	+	0	0	0	0	0	0	+	0	±	0	+	+	+	0
0	+	0	0	+	0	+	0	0	0	0	0	0	+	0	±	0	+	+	+	0

□ Tab. 8.1 Fortsetzung

	Acinetobacter	Aeromonas	Actinomyces	Bacteroides fragilis	Burkholderia cepacia	Chlamydien	Citrobacter	Clostridien	Corynebacterium jekeium	Enterobacter	Enterococcus faecalis	Enterococcus faecium	Escherichia coli
Cefalexin	0	±	0	0	0	0	0	+	0	0	0	0	+
Cefazolin	0	0	0	0	0	0	0	+	0	0	0	0	+
Cefepim	±	+	0	0	±	0	+	+	0	+	0	0	+
Cefixim	0	+	0	0	0	0	+	0	0	±	0	0	+
Cefotaxim	+	+	0	0	+	0	+	+	0	+	0	0	+
Cefoxitin	0	±	0	+	0	0	±	+	0	0	0	0	+
Cefpodoximproxetil	0	+	0	0	0	0	+	+	0	0	0	0	+
Ceftazidim	+	+	0	0	+	0	±	+	0	+	0	0	+
Ceftibuten	0	+	0	0	+	0	+	+	0	±	0	0	+
Ceftriaxon	+	+	0	0	+	0	+	+	0	+	0	0	+
Cefuroxim	0	+	0	0	0	0	±	+	0	±	0	0	+
Chloramphenicol	0	+	+	+	+	+	0	+	0	0	0	0	+
Ciprofloxacin	+	+	0	0	0	±	+	±	+	+	±	0	+
Clarithromycin	0	0	+	0	0	+	0	+	0	0	±	±	+
Clindamycin	0	0	+	+	0	+	0	0	0	0	0	0	0
Cotrimoxazol	0	+	+	0	+	±	0	+	0	0	±	0	0
Daptomycin	0	0	0	0	0	0	0	±	+	0	+	+	+
Doripenem	±	+	+	+	±	0	+	+	0	+	+	0	+
Doxycyclin	0	+	+	±	0	+	0	+	0	0	0	0	±
Ertapenem	0	0	+	+	0	0	+	±	0	+	0	0	+
Erythromycin	0	0	+	0	0	+	±	±	0	0	0	0	0
Flucloxacillin	0	0	0	0	0	0	0	0	0	0	0	0	0
Gentamicin	0	0	0	0	0	0	±	0	0	±	0	0	+
Imipenem	+	+	+	+	+	0	+	+	0	+	+	±	+
Levofloxacin	+	+	+	+	±	+	+	±	+	+	+	0	+
Linezolid	0	0	0	±	0	0	0	+	+	0	+	+	0

Haemophilus influenzae	Klebsiellen	Legionellen	Listeria monocytogenes	Moraxella catarrhalis	Mycoplasma pneumoniae	Proteus mirabilis	Proteus vulgaris	Providencia	Pseudomonas aeruginosa	Salmonellen	Serratia	Shigellen	Staphylococcus aureus (MSSA)	Staphylococcus aureus (MRSA)	Staphylococcus epidermidis	Stenotrophomonas maltophilia	Streptococcus A, B, C, G	Streptococcus pneumoniae	Streptococcus viridans	Yersinia enterocolitica
0	+	0	0	0	0	+	0	0	0	0	0	0	+	0	±	0	+	+	+	0
+	+	0	0	+	0	+	0	0	0	0	+	0	+	+	0	±	0	+	+	+	0
+	+	0	0	+	0	+	+	+	+	+	+	+	+	0	±	0	+	+	+	+
+	+	0	0	+	0	+	+	+	0	±	±	0	0	0	0	0	0	+	+	+
+	+	0	0	+	0	+	+	+	±	+	+	+	0	±	0	+	+	+	+	+
+	+	0	0	+	0	+		+	+	0	+	+	0	±	0	+	+	+	±
+	+	0	0	+	0	+	±	+	0	+	0	+	0	±	0	+	+	+	±
+	+	0	0	+	0	+	+	+	+	+	0	±	±	0	+	±	+	±
+	+	0	0	+	0	+	+	+	0	±	+	0	0	0	0	+	±	0	+
+	+	0	0	+	0	+	+	+	±	+	+	0	±	0	+	0	+	+	+
+	+	0	0	+	0	+	0	+	0	+	0	+	0	±	0	+	+	+	+
+	±	0	±	+	+	±	±	±	0	+	0	±	0	0	+	+	+	+	+
+	+	+	±	+	+	+	+	+	+	+	+	0	+	±	±	±	±	+
+	0	+	+	+	+	0	0	0	0	0	0	0	0	+	0	+	+	+	0
0	0	0	±	0	0	0	0	0	0	0	0	0	0	+	0	+	+	+	0
+	0	+	+	+	+	0	+	0	+	0	+	0	+	+	+	+	0	+
+	+	0	+	+	0	+	+	+	+	+	+	+	0	0	0	+	+	+	+
+	0	+	+	+	0	0	0	0	±	0	±	±	0	0	0	±	+	+	+
+	+	0	+	+	0	+	+	+	0	+	+	+	0	±	0	+	+	+	+
±	0	+	+	+	0	C	0	0	0	0	0	0	±	0	±	0	+	+	+	0
0	0	0	0	0	0	0	C	0	0	0	0	0	+	0	±	0	+	+	+	0
+	±	0	0	+	0	+	±	±	±	+	±	+	+	±	±	0	+	+	+	+
+	+	0	+	+	0	+	+	+	+	+	+	+	+	0	+	+	+	+	+
+	+	+	±	±	+	0	C	0	0	0	0	0	+	+	+	0	+	+	+	0

▣ Tab. 8.1 Fortsetzung

	Acinetobacter	Aeromonas	Actinomyces	Bacteroides fragilis	Burkholderia cepacia	Chlamydien	Citrobacter	Clostridien	Corynebacterium jekeium	Enterobacter	Enterococcus faecalis	Enterococcus faecium	Escherichia coli
Loracarbef	0	±	0	0	0	0	±	0	0	0	0	0	+
Meropenem	+	+	+	+	+	0	+	+	0	+	±	0	+
Metronidazol	0	0	±	+	0	0	0	+	0	0	0	0	0
Mezlocillin	0	+	+	+	+	0	+	0	+	0	+	±	+
Moxifloxacin	+	+	0	+	0	+	+	±	+	+	±	0	+
Netilmicin	0	0	0	0	0	0	±	0	0	+	0	0	+
Nitrofurantoin	0	+	0	0	0	0	+	0	0	±	±	0	+
Norfloxacin	0	+	0	0	0	0	+	0	0	+	0	0	+
Ofloxacin	±	+	±	0	0	+	+	±	+	+	±	0	+
Penicillin	0	0	+	0	0	0	0	+	0	0	0	0	+
Piperacillin	0	+	+	±	±	0	+	+	0	+	+	±	+
Piperacillin/Tazobactam	+	+	+	+	±	0	+	+	0	+	+	±	+
Roxithromycin	0	0	+	0	0	+	0	+	0	0	±	±	0
Telithromycin	0	0	+	±	0	+	0	+	0	0	±	±	0
Tigecyclin	+	+	+	+	+	+	+	+	+	+	+	+	+
Tobramycin	+	0	0	0	0	0	0	0	0	+	0	0	+
Vancomycin/Teicoplanin	0	0	+	0	0	0	0	+	+	0	+	±	0

Haemophilus influenzae	Klebsiellen	Legionellen	Listeria monocytogenes	Moraxella catarrhalis	Mycoplasma pneumoniae	Proteus mirabilis	Proteus vulgaris	Providencia	Pseudomonas aeruginosa	Salmonellen	Serratia	Shigellen	Staphylococcus aureus (MSSA)	Staphylococcus aureus (MRSA)	Staphylococcus epidermidis	Stenotrophomonas maltophilia	Streptococcus A, B, C, G	Streptococcus pneumoniae	Streptococcus viridans	Yersinia enterocolitica
+	+	0	0	+	0	+	0	0	0	0	0	0	+	0	±	0	+	+	+	0
+	+	+	+	+	0	+	+	+	+	+	+	+	+	0	+	0	+	+	+	+
0	0	0	0	0	0	0	0	0	0	0	0	0	0	0	0	0	0	0	0	0
+	+	0	+	0	0	+	+	+	0	+	+	+	0	0	0	0	+	+	+	+
+	+	+	+	+	+	+	+	+	0	+	±	+	+	0	+	+	+	+	+	+
+	±	0	0	0	0	0	0	0	0	+	0	0	+	0	+	0	+	+	+	0
+	+	+	0	+	0	+	+	+	±	+	+	±	0	±	0	0	0	0	0	+
+	+	+	±	+	+	+	+	+	±	+	+	+	0	+	±	±	±	±	±	+
±	0	0	+	0	0	+	0	0	0	±	0	0	0	0	0	+	+	+	+	0
+	±	0	+	±	0	+	+	+	+	±	+	±	0	±	±	+	+	+	+	+
+	+	0	+	+	0	+	÷	+	+	+	+	+	0	±	0	+	+	+	+	+
+	0	+	+	+	+	0	0	0	0	0	0	0	+	0	0	+	+	+	+	0
+	0	+	+	+	+	0	0	0	0	0	0	0	+	0	0	0	+	+	+	0
+	+	+	+	+	+	0	0	+	0	+	+	+	+	+	+	+	+	+	+	+
+	+	0	+	0	0	+	−	+	+	+	+	+	0	±	0	0	0	0	0	+
0	0	0	+	0	0	0	0	0	0	0	0	0	+	+	+	0	+	+	+	0

Tab. 8.2 Resistente Erreger (%), Zeitraum 2010, aus ARS (Antibiotika Resistenz Surveillance), getestet nach CLSI, https://ars.rki.de/

	Acinetobacter baumannii	Citrobacter freundii	Enterobacter cloacae	Enterococcus faecalis	Enterococcus faecium	Escherichia coli
Penicilline						
Amoxicillin				1	96	49
Amoxicillin/Clavulansäure						25
Ampicillin				1	92	52
Ampicillin/Sulbactam	40					24
Oxacillin						
Penicillin						
Piperacillin	36	31	38			46
Piperacillin/Tazobactam	14	23	29			14
Cephalosporine						
Cefazolin						16
Cefepim	76	6	5			10
Cefotaxim		20	30			9
Ceftazidim	31	24	29			12
Cefuroxim						12
Carbapeneme						
Ertapenem		0	2			0
Imipenem	8	0	0			0
Meropenem	9	0	0			0

Klebsiella oxytoca	Klebsiella pneumoniae	Morganella morganii	Proteus mirabilis	Pseudomonas aeruginosa	Serratia marcescens	Staphylococcus aureus	Staphylokokken; koagulasenegativ	Streptococcus pneumoniae	Stenotrophomonas maltophilia
100	100		33						
25	20		4						
100	100		32					0	
26	20		4						
						24	59		
						81	84	1	
56	62	25	16	14	14				
21	17	15	2	12	4				
27	18		3						
13	10	5	1	8	0				
7	12	15	2		4			0	
9	15	15	2	9	3				47
22	15		3						
0	0	0	0		0				
0	0	0	0	10	0				
0	0	0	0	7	0				

◨ **Tab. 8.2** Fortsetzung

	Acinetobacter baumannii	Citrobacter freundii	Enterobacter cloacae	Enterococcus faecalis	Enterococcus faecium	Escherichia coli
Chinolone						
Ciprofloxacin	21	9	7			23
Levofloxacin	15	9	7	41	88	22
Moxifloxacin				40	89	
Aminoglykoside						
Amikacin		3	3			2
Gentamicin	8	4	6			7
Gentamicin (high level)				41	46	
Tobramycin	4	3	5			7
Makrolide						
Erythromycin						
Tetracycline						
Doxycyclin						48
Tetracyclin						38
Glykopeptide						
Teicoplanin				0	3	
Vancomycin				1	12	

Klebsiella oxytoca	Klebsiella pneumoniae	Morganella morganii	Proteus mirabilis	Pseudomonas aeruginosa	Serratia marcescens	Staphylococcus aureus	Staphylokokken; koagulasenegativ	Streptococcus pneumoniae	Stenotrophomonas maltophilia
9	13	7	12	16	8	32	41		
10	13	6	12	23	9	33	35	1	
						26	33	1	18
4	4	1	0	3	0				
2	7	9	8	8	7	2	31		
	8								
1		2	2	5	2				
						30	63	13	
29	34		100			5	21	9	
13	19		100			4	30	22	
						0	2		
						0	0	0	

◘ Tab. 8.2 Fortsetzung

	Acinetobacter baumannii	Citrobacter freundii	Enterobacter cloacae	Enterococcus faecalis	Enterococcus faecium	Escherichia coli
Sonstige						
Aztreonam						
Clindamycin						
Colistin						
Cotrimoxazol	16	13	15			32
Fosfomycin						
Fusidinsäure						
Linezolid				1	1	
Rifampicin						
Streptomycin (high level)				44	71	
Tigecyclin	15	3	9			0

Klebsiella oxytoca	Klebsiella pneumoniae	Morganella morganii	Proteus mirabilis	Pseudomonas aeruginosa	Serratia marcescens	Staphylococcus aureus	Staphylokokken; koagulasenegativ	Streptococcus pneumoniae	Stenotrophomonas maltophilia
				13					
						29	50	8	
				3					
12	17	21	38		6	1	23	13	4
						2	44		
						1	18		
						0	0		
						1	5		
1	8	75	64		3				10

Häufigste Erreger – Antibiotikaauswahl

(⬛ Tab. 9.1)

U. Frank, *Antibiotika am Krankenbett*,
DOI 10.1007/978-3-642-25679-0_9,
© Springer-Verlag Berlin Heidelberg 2013

⬛ **Tab. 9.1** Häufigste Erreger – Antibiotikaauswahl

Erreger	1. Wahl[1]	Alternativen
Acinetobacter baumannii	Carbapeneme	Ampicillin/Sulbactam, Cotrimoxazol, Colistin (MDR) Chinolone, Aminoglykoside, Tigecyclin
Actinomyces israelii	Penicillin G, Ampicillin	Doxycyclin, Ceftriaxon
Aeromonas hydrophila	Chinolone	Cotrimoxazol, Cephalosporine (3./4. Gen.)
Alcaligenes xylosoxidans	Carbapeneme	Cotrimoxazol, AP-Penicilline
Aspergillus-Spezies	Voriconazol, Amphotericin B, Micafungin, Posaconazol, Itraconazol	Caspofungin

◘ Tab. 9.1 Fortsetzung

Erreger	1. Wahl[1]	Alternativen
Bacillus anthracis	Ciprofloxacin, Levofloxacin	Doxycycline + Clindamycin od. Rifampicin
Bacillus cereus, subtilis	Vancomycin, Clindamycin	Carbapeneme, Chinolone
Bacteroides fragilis	Metronidazol, Piperacillin/Tazobactam	Ampicillin/Sulbactam, Amoxicillin/Clavulansäure
Bartonellen	Makrolide, Chinolone	Doxycyclin
Bordetella-Spezies	Makrolide	Cotrimoxazol
Borrelia burgdorferi	Penicillin, Doxycyclin, Ceftriaxon, Amoxicillin	Cefuroximaxetil, Cefpodoximproxetil, Makrolide
Brucellen	Doxycyclin + Rifampicin, Doxycyclin + Gentamicin, Doxycilin + Streptomycin	Cortimoxazol + Gentamicin
Burkholderia cepacia	Cotrimoxazol, Ciprofloxacin	Meropenem
Campylobacter-Spezies	Makrolide	Tetracycline, Chinolone
Candida-Spezies	Fluconazol	Voriconazol, Caspofungin, Anidulafungin, Amphotericin B
Chlamydien	Tetracycline	Makrolide, Chinolone (Gr. III)

◘ **Tab. 9.1** Fortsetzung

Erreger	1. Wahl[1]	Alternativen
Citrobacter-Spezies	Carbapeneme, Cefepim	Chinolone
Clostridium difficile	Metronidazol	Vancomycin
Clostridium-Spezies	Penicillin G	Tetracycline, Clindamycin
Corynebacterium diphtheriae	Penicillin G + Antitoxingabe	Makrolide, Clindamycin
Corynebacterium jeikeium	Vancomycin, Teicoplanin	Penicillin G + Aminoglykosid
Coxiella burnetii	Doxycyclin	Chinolone, Erythromycin
Eikenella corrodens	Penicillin G, Ampicillin	Chinolone
Enterobacter-Spezies	Carbapeneme	Chinolone
Enterococcus faecalis	Ampicillin	Vancomycin, Teicoplanin
Enterococcus faecium	Vancomycin, Teicoplanin	Linezolid
Enterococcus faecium (VRE)[2]	Linezolid, Tigecyclin	Fosfomycin[3]
Escherichia coli	Cephalosporine (2./3. Gen.)	Chinolone, Piperacillin/Tazobactam oder Sulbactam
Flavobacterium meningosepticum	Vancomycin + Rifampicin	Cotrimoxazol, Rifampicin

◾ **Tab. 9.1** Fortsetzung

Erreger	1. Wahl[1]	Alternativen
Francisella tularensis	Aminoglykoside, Doxycyclin	Streptomycin, Ciprofloxacin
Fusobakterien	Penicillin G	Metronidazol, Clindamycin
Gardnerella vaginalis	Metronidazol	Clindamycin
Gonokokken	Cephalosporine (2./3. Gen.)	Chinolone, Spectinomycin
Haemophilus influenzae	Cephalosporine, Ampicillin/Sulbactam, Amoxicillin/Clavulansäure	Cotrimoxazol, Makrolide, Chinolone
Helicobacter pylori[3]	Amoxicillin, Clarithromycin	Metronidazol, Levofloxacin
Kingella kingae	Penicillin G, Ampicillin	Cephalosporine, Aminoglykoside
Klebsiellen	Cephalosporine (3. Gen.)	Chinolone
Laktobazillen	Penicillin G	Clindamycin, Erythromycin
Legionella pneumophila	Azithromycin, andere Makrolide	Chinolone
Leptospiren	Penicillin G	Tetracycline
Listerien	Ampicillin ± Aminoglykoside	Penicillin G, Cotrimoxazol
Meningokokken	Penicillin G	Cefotaxim, Ceftriaxon

◼ **Tab. 9.1** Fortsetzung

Erreger	1. Wahl[1]	Alternativen
Moraxella catarrhalis	Ampicillin/Sulbactam, Amoxicillin/Clavulansäure	Oralcephalosporine (2./3. Gen.), Makrolide, Chinolone, Cotrimoxazol
Morganellen	Cephalosporine (3. Gen.)	Chinolone (Gr. II, III), Carbapeneme
Mycoplasma pneumoniae	Makrolide	Tetracycline, Chinolone (Gr. III, IV)
Nokardien	Cotrimoxazol	Minocyclin
Pasteurella multocida	Penicillin G	Cephalosporine (2./3. Gen.), Tetracycline, Cotrimoxazol
Peptostreptokokken	Penicillin G	Clindamycin, Metronidazol
Pneumokokken	Penicillin G	Makrolide, Cephalosporine
Pneumokokken (Penicillin-resistent)	Cephalosporine (3. Gen.)	Chinolone (Gr. III, IV), Vancomycin ± Rifampicin, Telithromycin
Propionibakterien	Penicillin G	Tetracycline, Clindamycin
Proteus mirabilis	Ampicillin/Sulbactam	Cephalosporine, Cotrimoxazol
Proteus vulgaris	Cephalosporine (3. Gen.)	Chinolone
Providencia-Spezies	Cephalosporine (3. Gen.)	Chinolone, Cotrimoxazol

■ **Tab. 9.1** Fortsetzung

Erreger	1. Wahl[1]	Alternativen
Rickettsien	Tetracycline	Chinolone, Chloramphenicol
Salmonella typhi/paratyphi	Chinolone, Cephalosporine (3. Gen.)	Cotrimoxazol, Chloramphenicol
Salmonella enteritidis	Keine Antibiotikatherapie	–
Serratia marcescens	Cephalosporine (3. Gen.), Chinolone	Carbapeneme, Aminoglykoside
Shigellen	Chinolone	Cotrimoxazol, Azithromycin
Staphylokokken (MSSA)[5]	Oxacilline	Cephalosporine (1./2. Gen.), Clindamycin
Staphylokokken (MRSA)[6]	Vancomycin, Linezolid	Teicoplanin, Daptomycin, Tigecyclin, Fosfomycin[3]
Staphylokokken (MRSE)[7]	Vancomycin, Teicoplanin ± Rifampicin	Daptomycin, Tigecyclin
Stenotrophomonas maltophilia	Cotrimoxazol	Chinolone, Minocyclin
Streptokokken (aerob und anaerob)	Penicillin G	Cephalosporine, Makrolide

◘ Tab. 9.1 Fortsetzung

Erreger	1. Wahl[1]	Alternativen
Treponema pallidum	Penicillin G	Doxycyclin, Ceftriaxon
Ureaplasma	Tetracycline	Makrolide
Vibrionen	Tetracycline	Cotrimoxazol, Chinolone
Yersinia enterocolitica	Cotrimoxazol	Chinolone

[1] Bis Antibiogramm vorliegt.
[2] VRE = Vancomycin-resistent.
[3] Kombinationstherapie.
[4] Antipseudomoras-Cephalosporine: Ceftazidim, Cefepim.
[5] Methicillin-(= Oxacillin-)empfindliche S. aureus.
[6] Methicillin-(= Oxacillin-)resistente S. aureus.
[7] Methicillin-(= Oxacillin-)resistente S. epidermidis.

Antibiotika, Antimykotika: Spektrum – Dosierung – Nebenwirkungen – Kosten

U. Frank, *Antibiotika am Krankenbett,*
DOI 10.1007/978-3-642-25679-0_10,
© Springer-Verlag Berlin Heidelberg 2013

> **Die Formel zur Berechnung der Kreatininclearance (Umrechnungsformel nach Cockroft & Gault: ▶ Formel: 4.1, S. 12) ist in ▶ Kap. 4 zu finden.**

10.1   Amikacin – Amikacin®

▪ Spektrum

Grampositive (Staphylokokken, nicht: Pneumokokken, Streptokokken, Enterokokken), gramnegative Keime, insbesondere gentamicinresistente Erreger; nur schwach wirksam gegen H. influenzae; bei Enterobakterien synergistische Wirkung mit β-Laktamantibiotika

▪ Dosierungen

▬ Erwachsene	10–15 mg/kg/die verteilt auf 1–3 Dosen i. m., i. v. vorzugsweise 30–60 min Kurzinfusion
▬ Kinder >1. Lebensjahr	15 mg/kg/die i. m., i. v. verteilt auf 1–3 Dosen; Inf. über 1–2 h

- Neugeborene   initial 1 × 10 mg/kg/die in 1–3 Dosen i. m., i. v., dann
                       15 mg/kg/die i. v., i. m. verteilt auf 2 Dosen (auch bei
                       Körpergewicht unter 1200 g); Inf. über 1–2 h
- Neugeborene   initial 1 × 10 mg/kg/die i. v., i. m., dann 15 mg/kg/die
  >1 Lebenswoche   i. v., i. m. verteilt auf 3 Dosen, ab 4. Lebenswoche
                       Einmaldosierung möglich; Inf. über 1–2 h

Bei Niereninsuffizienz (Erwachsene):

GFR*	Max Dos. (g)	DI(h)
120	0,25	6
45	0,125	8
18	0,125	12
8	0,1	12
2	0,125[1]	24
0,5	0,125[1]	24–48[2]

Bei Niereninsuffizienz (Kinder):

GFR*	Dosis (% der Normaldosis)
40	40 (2 Einzeldosen)
20	25 (2 Einzeldosen); LD 10 mg/kg
10	20 (2 Einzeldosen); LD 7,5 mg/kg
Anurie	10 (1 Einzeldosis); LD 5 mg/kg bzw. 33 % n. HD

[1] In lebensbedrohlichen Fällen Initialdosis von 0,5 g.

[2] 2–3 Hämodialysen/Woche werden in diesen Fällen für erforderlich gehalten. 1 Normaldosis initial.

* Berechnung der GFR nach Cockroft-Gault s. Umschlaginnenseite.

■   **Nebenwirkungen**

Nephrotoxizität und Ototoxizität insbesondere bei langer Therapiedauer (>10 Tage), hoher Dosierung (mehr als 15 g, >32 μg/ml Spitzenspiegel, >10 μg/ml Talspiegel), vorangegangener Aminoglykosidtherapie und gleichzeitiger Gabe von Furosemid, Etacrynsäure oder anderen nephro- oder ototoxischen Substanzen. Blutbildveränderungen, Arthralgie, Fieber, Überempfindlichkeitsreaktionen, neuromuskuläre Blockade

■ **Kontraindikationen**

Parenterale Gabe im 1. Trimenon der Schwangerschaft, ab 4. Schwangerschaftsmonat nur bei vitaler Indikation; Myasthenia gravis; vorbestehende Nieren- oder Gehörschäden

■ **Bemerkungen**

Aminoglykosid der Wahl bei gentamicinresistenten Keimen und bei *Serratia*. Aminoglykosidlösungen nicht mit Penicillinen oder Cephalosporinen mischen (Inaktivierung der Aminoglykoside).

10.2   Amoxicillin – Amoxypen®

■ **Spektrum**

Grampositive (nicht S. aureus) und gramnegative Keime (H. influenzae ca. 10 % Resistenz)

■ **Dosierungen**

— Erwachsene, Kinder 1,5–3 g (max. 4–6 g)/die in 3–4 Dosen
   >12 Jahre
— Kinder >3 Monate   25–45 mg/kg/die verteilt auf 3–4 Dosen
   <40 kg

Bei Niereninsuffizienz (Erwachsene):

Bei GFR* <30 ml/min Reduktion auf $^2/_3$ der Normdosis; bei GFR* <20 ml/min auf $^1/_3$ der Normdosis

Bei Niereninsuffizienz (Kinder):

GFR*	Dosis (% der Normaldosis)
40	100
20	60 (2 Einzeldosen)
10	30 (2 Einzeldosen)
Anurie	15 (1 Einzeldosis)
	bzw. 30 n. HD

* Berechnung der GFR nach Cockroft-Gault s. Umschlaginnenseite.

- ## Nebenwirkungen

Gastrointestinale Symptome, Durchfall, Exanthem (durchschnittl. 8 %, speziell bei Patienten mit infektiöser Mononukleose und anderen Viruserkrankungen, lymph. Leukämie), Fieber, selten Transaminasenerhöhung, interstitielle Nephritis

- ## Kontraindikationen

Penicillinallergie, infektiöse Mononukleose und chronische lymphatische Leukämie (in >50 % Exantheme)

- ## Bemerkungen

2- bis 3-fach besser resorbiert als Ampicillin

10.3 Amoxicillin/Clavulansäure – Augmentan®

- ## Spektrum

Grampositive (nicht E. faecium), gramnegative Bakterien, besonders H. influenzae, β-Laktamasebildner, Anaerobier

- ## Dosierungen

— Erwachsene und Kinder >12 Jahre	3 × 625–1250 mg (Tabl.) bzw. 2 × 1000 mg (Filmtabl.) p. o. 3 × 1,2–2,2 g i. v.
— Kinder >1. Lebensjahr	37,5–50 mg/kg/die p. o. verteilt auf 3 Dosen; bei Otitis media 60–96 mg/kg/die i. v. verteilt auf 3 Dosen
— Säuglinge >3. Lebensmonat	60–96 mg/kg/die i. v. verteilt auf 2–3 Dosen 30– 50 mg/kg/die p. o. verteilt auf 3 Dosen
— Säuglinge	38 mg/kg/die i. v. verteilt auf 2 Dosen

Bei Niereninsuffizienz (Erwachsene):

Bei GFR* von 30–10 ml/min 1,2 g i. v. initial (Tag 1), dann 600 mg i. v. alle 12 h, bei GFR* <10 ml/min initial 1,2 g i. v., dann 600 mg i. v. alle 24 h. Bei Hämodialyse initial 1,2 g i. v., am Ende der Hämodialyse zusätzlich 600 mg i. v.

Bei Niereninsuffizienz (Kinder):

GFR*	Dosis (% der Normaldosis)
40	100
20	25 (2 Einzeldosen)
10	25 (2 Einzeldosen)
Anurie	15 (1 Einzeldosis)
	bzw. 30 n. HD

* Berechnung der GFR nach Cockroft-Gault s. Umschlaginnenseite.

■ Nebenwirkungen

Gastrointestinale Symptome, Durchfall, Exanthem durchschnittlich 1–2 % (bei Patienten mit infektiöser Mononukleose, anderen Viruserkrankungen und lymph. Leukämie häufiger); Fieber, selten Transaminasenerhöhung, interstitielle Nephritis; pos. Coombs-Test, Hepatitis/cholestatische Gelbsucht (sehr selten)

■ Kontraindikationen

Penicillinallergie, infektiöse Mononukleose und lymphatische Leukämie (Exanthembildung), schwere Leberfunktionsstörung, Anwendung in der Schwangerschaft nur unter sorgfältiger Nutzen-Risiko-Abwägung

10.4 Amphotericin B – Amphotericin B®, AmBisome®

■ Spektrum

Gut wirksam bei vielen Candidaarten, Aspergillen, Histoplasmose, Sporotrichose, Cryptococcose, Blastomykose u. a., nicht bei Dermatophyten

■ **Dosierungen**

─ Erwachsene und Kinder	Initialdosis von 0,1–0,25 mg/kg/die i. v., Dosissteigerung täglich um 0,1–0,25 mg/kg bis auf eine Gesamttagesdosis von 0,6–1 mg/kg/die i. v., bei lebensbedrohlicher Infektion sofort mit 0,5–0,7(–1) mg/kg/die i. v. beginnen, auch in der Kombination mit Flucytosin.Kombination mit Flucytosin: 1. Tag: 100–150 mg/kg/die Flucytosin + 0,1 mg/kg/die Amphotericin B, 2. Tag: 150 mg/kg/die Flucytosin + 0,2 mg/kg/die Amphotericin B, ab 3. Tag: 150 mg/kg/die Flucytosin + 0,3 mg/kg/die Amphotericin B. Empfindlichkeit gegen Flucytosin testen! Liposomales Amphotericin B (AmBisome®) 3-5 mg/kg/d i. v.

Bei Niereninsuffizienz (Erwachsene und Kinder):

Die Gabe von Amphotericin B bei einem auch völlig niereninsuffizienten Patienten führt zu keiner Kumulation

■ **Nebenwirkungen**

Fieber, Schüttelfrost, Erbrechen, Thrombophlebitis, Nephrotoxizität (mit Hämaturie, Proteinurie, Azotämie, Hyperkaliurie, Hypokaliämie u. a.), selten Arrhythmien (bis zum Herzstillstand), Blutbildungsstörungen, Hepatotoxizität, periphere und zentrale Neurotoxizität, Rückenschmerzen (bei liposomalem Amphotericin B)

■ **Kontraindikationen**

Drohendes Nierenversagen und Kombination mit anderen nephrotoxischen Medikamenten, schwere Leberfunktionsstörung (bei AmBisome® allerdings keine Dosisanpassung notwendig), in der Schwangerschaft und Stillperiode nur bei vitaler Indikation

■ Bemerkungen

Laufende Kontrolle von Nierenfunktion und Serumelektrolyten, Blutbild und Leberfunktion nötig, Hyponatriämieausgleich vermindert die Nephrotoxizität, Heparin (1000 IE) zur Infusionslösung verringert die Thrombophlebitisgefahr, bei Fieberreaktionen Gabe von Kortikosteroiden, bei beginnender Nierenschädigung (Serum-Krea >3 mg/dl) Therapieunterbrechung bis zur Normalisierung des Serum-Kreatinins. Die kontinuierliche Infusion von Amphotericin B verringert die Toxizität und erlaubt eine Dosierung bis zu 2 mg/kg/die.

Liposomales Amphotericin B (AmBisome®) erlaubt eine höhere Dosierung von 3–5 mg/kg/die mit weniger, aber den gleichen Nebenwirkungen. Kein synergistischer Effekt mit Flucytosin.

10.5 Ampicillin – Ampicillin®

■ Spektrum

Wie Amoxicillin; Mittel der Wahl bei Listerien

■ Dosierungen

— Erwachsene und Kinder >6 Jahre	3–4 × (0,5–)1 g p. o.; 1,5–6(–15) g/die i. v. in 2–4 Dosen
— Kinder >1. Lebensjahr	50–100 mg/kg/die p. o. verteilt auf 2–4 Dosen 100–400 mg/kg/die i. v. verteilt auf 2–4 Dosen
— Neugeborene	25–50 mg/kg/die p. o. verteilt auf 2–4 Dosen (bei Körpergewicht unter 1200 g: 25–50 mg/kg/die verteilt auf 2–4 Dosen), 50 mg/kg/die i. m. verteilt auf 2–4 Dosen, bei Meningitis: 150 mg/kg/die i. v. verteilt auf 3 Dosen
— Neugeborene >1 Lebenswoche	25–50 mg/kg/die p. o. verteilt auf 3–4 Dosen (bei Körpergewicht unter 1200 g: 25–50 mg/kg/die verteilt auf 2 Dosen), 100 mg/kg/die i. m., i. v. verteilt auf 3 Dosen bei Meningitis: 200–400 mg/kg/die i. v. verteilt auf 4 Dosen

Bei Niereninsuffizienz (Erwachsene):

Bei GFR* <30 ml/min Reduktion auf $^2/_3$ der Normdosis; bei GFR* <20 ml/min auf $^1/_3$ der Normdosis

Bei Niereninsuffizienz (Kinder):

GFR*	Dosis (% der Normaldosis)
40	100
20	50 (3 Einzeldosen)
10	25 (3 Einzeldosen)
Anurie	15 (1–2 Einzeldosen)
	bzw. 30 n. HD

* Berechnung der GFR nach Cockroft-Gault s. Umschlaginnenseite.

■ **Nebenwirkungen**

Gastrointestinale Symptome, Durchfall, Exanthem (durchschnittlich 8 %, speziell bei Patienten mit infektiöser Mononukleose und anderen Viruserkrankungen, lymph. Leukämie), Fieber, selten Transaminasenerhöhung, interstitielle Nephritis

■ **Kontraindikationen**

Penicillinallergie, infektiöse Mononukleose und chronische lymphatische Leukämie (in >50 % Exantheme)

10.6   **Ampicillin/Sulbactam – Unacid**®

■ **Spektrum**

Grampositive, gramnegative Bakterien, besonders H. influenzae und Acinetobacter, β-Laktamasebildner, Anaerobier

■ **Dosierungen**

▬ Erwachsene	3–4 × 0,75–3 g i. v., i. m.
▬ Kinder ab 2. Lebenswoche	150 mg/kg/die i. v. verteilt auf 3–4 Dosen
▬ Frühgeborene und Neugeborene in der 1. Lebenswoche	75 mg/kg/die i. v. verteilt auf 2 Dosen

Bei Niereninsuffizienz (Erwachsene):

GFR*	Max. Dos. (g)	DI (h)
120	3	6–8
45	3	6–8
18	3	12
8	3	24
2	3	48

Bei Niereninsuffizienz (Kinder):

GFR*	Dosis (% der Normaldosis)
40	75 (3 Einzeldosen)
20	50 (2 Einzeldosen)
10	30 (2 Einzeldosen)
Anurie	10 (1 Einzeldosis)

* Berechnung der GFR nach Cockroft-Gault s. Umschlaginnenseite.

- ### Nebenwirkungen
Gastrointestinale Symptome, Durchfall, Exanthem (durchschnittlich 8 %, speziell bei Patienten mit infektiöser Mononukleose und anderen Viruserkrankungen, lymph. Leukämie), Fieber, selten Transaminasenerhöhung, interstitielle Nephritis

- ### Kontraindikationen
Penicillinallergie, infektiöse Mononukleose und lymphatische Leukämie (Exanthembildung), Anwendung in der Schwangerschaft und Stillzeit nur unter sorgfältiger Nutzen-Risiko-Abwägung

- ### Bemerkungen
Das orale Mittel ist als Sultamicillin (Unacid PD®) im Handel.
- Erwachsene: 2×375–750 mg p. o.
- Kinder: 50 mg/kg/die verteilt auf 2 Dosen

10.7   **Anidulafungin – Ecalta**®

- ■ **Spektrum**

Candida-Spezies einschließlich Azol- und Amphotericin-B-resistenter Spezies, Apergillus-Spezies

- ■ **Dosierungen**

▬ Erwachsene	1 × 200 mg i. v. am 1. Tag, 1 × 100 mg i. v. ab dem 2. Tag
▬ Kinder	Systemische Exposition nach Erhaltungsdosis von 1,5 mg/kg täglich vergleichbar mit Erwachsenen-dosis 100 mg täglich Bei Niereninsuffizienz oder Leberinsuffizienz (alle Schweregrade): Keine Dosisanpassung erforderlich; Anidulafungin kann unabhängig vom Zeitpunkt einer Dialyse verabreicht werden

- ■ **Nebenwirkungen**

Allergische Reaktionen, Leberwerterhöhungen, Diarrhoe, Kopf-schmerzen, Übelkeit

- ■ **Kontraindikationen**

Überempfindlichkeit; in der Schwangerschaft nicht empfohlen; in der Stillzeit nur nach Nutzen-Risiko-Abwägung; unzurei-chende Daten zur Wirksamkeit und Verträglichkeit bei Kindern

- ■ **Bemerkungen**

Sehr geringes Interaktionspotential

10.8   Azithromycin – Zithromax®

■ Spektrum

Staphylokokken, Streptokokken, Pneumokokken, Corynebact. diphtheriae, Mykoplasmen, B. pertussis, Legionellen, Chlamydien, H. influenzae, Moraxella catarrhalis, Gonokokken, Borrelia burgdorferi, Campylobacter, relativ häufig resistente Staphylokokken

■ Dosierungen

– Erwachsene	1 × 500 mg p. o. 3 Tage lang. Die Gesamtdosis von 1,5 g (Kinder 30 mg/kg) kann auch über 5 Tage gegeben werden
	Bei ambulant erworbener Pneumonie und unkomplizierter aszendierender Adnexitis: 1 × 500 mg i. v. über 2 Tage, dann 1 × 500 mg p. o. über 5–8 Tage
– Kinder	1 × 10 mg/kg p. o. 3 Tage lang

Bei Niereninsuffizienz:
Keine Dosisreduktion erforderlich

■ Nebenwirkungen

3–6 % gastrointestinale Nebenwirkungen, Arrhythmien, selten Anstieg von Leberfunktionsparametern, bei hohen Dosen Hörstörungen, Schwindel, Ohrgeräusche

■ Kontraindikationen

Stark eingeschränkte Leberfunktion, Überempfindlichkeit gegen Makrolide

■ Bemerkungen

Bei urogenitalen Chlamydien- oder Gonokokkeninfektionen einmalig 1 g Azithromycin in einer Einzeldosis

10.9   Aztreonam – Azactam®

■ **Spektrum**

Sehr gute In-vitro-Aktivität gegen gramnegative Keime, einschl. Ps. aeruginosa, unwirksam gegen grampositive Keime und Anaerobier

■ **Dosierungen**

▬ Erwachsene	2–3 × 0,5–2 g i. v., i. m. nur bis 3 × 1 g
▬ Kinder >2. Lebensjahr	150–200 mg/kg/die i. v. in 3–4 Dosen
▬ Kinder >1. Lebenswoche	90–120 mg/kg/die i. v. in 3–4 Dosen

Bei Niereninsuffizienz (Erwachsene):

Bei GFR* <30 ml/min Reduktion auf ½ der Normdosis; bei GFR* <10 ml/min auf ¼ der Normdosis

Bei Niereninsuffizienz (Kinder):

GFR*	Dosis (% der Normaldosis)
40	75 (3 Einzeldosen)
20	50 (2 Einzeldosen)
10	25 (2 Einzeldosen)
Anurie	15 (1 Einzeldosis)

* Berechnung der GFR nach Cockroft-Gault s. Umschlaginnenseite.

■ **Nebenwirkungen**

Allergische Reaktionen, gastrointestinale Beschwerden, Nierenfunktionsstörungen. Transaminasenanstieg, selten Blutbildveränderungen, peripher- und zentralnervöse Störungen

■ **Kontraindikationen**

Strenge Indikationsstellung während Schwangerschaft und Stillperiode

■ **Bemerkungen**

Bei schweren Lebererkrankungen Dosisreduktion auf $1/4 – 1/5$ der Normaldosis. Selten Kreuzallergie mit Penicillinen oder Cephalosporinen. Synergismus mit Gentamicin gegen P. aeruginosa und K. pneumoniae.

10.10 **Caspofungin – Cancidas**®

■ **Spektrum**

Candida-Spezies einschl. der Azol- und Amphotericin B-resistenten Spezies, Aspergillus Spezies. Wegen der noch ausstehenden Etablierung der In-vitro-Testung und der Festlegung von Grenzwerten ist eine Bewertung der Empfindlichkeit anderer pathogener Pilze aufgrund der bisher publizierten In-vitro-Daten noch nicht möglich

■ **Dosierungen**

— Erwachsene	1 × 70 mg i. v. am 1. Tag
	<80 kg: 1 × 50 mg ab dem 2. Tag
	>80 kg: 1 × 70 mg ab dem 2. Tag
— Kinder, Jugendliche	1 × 70 mg/m² Körperoberfläche i. v. am 1. Tag
	1 × 50 mg/m² Körperoberfläche i. v. ab dem 2. Tag; bei guter Verträglichkeit bis 1 × 70 mg/m² Körperoberfläche i. v. ab dem 3. Tag

Bei Niereninsuffizienz:
Keine Dosisanpassung erforderlich

■ **Nebenwirkungen**

Fieber, Phlebitis, Kopfschmerz, Diarrhoe, Übelkeit, Erbrechen, Schüttelfrost, Kreatinanstieg, Transaminasenanstieg, Tachykardie, Anämie

■ **Kontraindikationen**

Nur nach Nutzen-Risiko-Abwägung in der Schwangerschaft und Stillzeit; zur Unbedenklichkeit und Wirksamkeit bei Kindern liegen keine Erkenntnisse vor

■ **Bemerkungen**

Erster Vertreter der neuen Antimykotikaklasse der Echinocandine mit breitem Wirkspektrum und guter Verträglichkeit.
Berechnung der Kinderdosierung nach der Mosteller-Formel:

$$\sqrt{K\ddot{o}rperoberfl\ddot{a}che\ in\ cm \times KG\ in\ kg \times 1/3600} \qquad (10.2)$$

10.11 **Cefaclor – Panoral**®

- ■ **Spektrum**

Grampositive (nicht Enterokokken), gramnegative Bakterien (besonders E. coli, Proteus mirabilis, Klebsiella, Haemophilus), nicht bei Pseudomonas, Serratia, indol-pos. Proteus, Enterobacter, Acinetobacter

- ■ **Dosierungen**

▬ Erwachsene	3 × 0,5 g p. o. (Streptokokken, Pneumokokken)
	3 × 1 g p. o. (gramneg. Erreger und S. aureus)
▬ Kinder	(20–)40 mg/kg/die p. o. verteilt auf 3 Dosen
>1. Lebensjahr	

Bei Niereninsuffizienz (Erwachsene und Kinder):
Cefaclor kann bei eingeschränkter Nierenfunktion ohne Dosisanpassung verabreicht werden. Bei Hämodialysepatienten muss die Normaldosis von Cefaclor nicht verändert werden

- ■ **Nebenwirkungen**

Übelkeit, Erbrechen, Durchfall, Allergien. Selten: Leukopenie, Transaminasenanstieg, interstitielle Nephritis

- ■ **Kontraindikationen**

Cephalosporinallergie

- ■ **Bemerkungen**

Bei bekannter anaphylaktischer Reaktion auf Penicilline nicht anwenden.

10.12 **Cefadroxil – Grüncef**®

- ■ **Spektrum**

Grampositive (nicht Enterokokken!), gramnegative Bakterien (besonders E. coli, Proteus mirabilis, Klebsiella), nicht bei Pseudomonas, Serratia, indol-pos. Proteus, Enterobacter, Acinetobacter

■ Dosierungen

- Erwachsene   1–2 × 1 g p. o.
- Kinder >1. Lebens-   50(–100) mg/kg/die p. o. verteilt auf 2 Dosen;
  jahr   bei Tonsillitis ½ Dosis 1 × tgl.
- Neugeborene   50 mg/kg/die p. o. verteilt auf 2 Dosen
  >1 Lebensmonat

Bei Niereninsuffizienz (Erwachsene):

GFR*	Max. Dos. (g)	DI (h)
>50	1,0	12
25–50	0,5	12
10–25	0,5	24
0–10	0,5	36

Bei Niereninsuffizienz (Kinder):

GFR*	Dosis (% der Normaldosis)
40	50 (2 Einzeldosen)
20	35 (1 Einzeldosis)
10	25 (1 Einzeldosis)
Anurie	15 (1 Einzeldosis)

* Berechnung der GFR nach Cockroft-Gault s. Umschlaginnenseite.

■ Nebenwirkungen

Übelkeit, Erbrechen, Durchfall, Allergien. Selten: Eosinophilie, Leukopenie, Transaminasenanstieg, interstitielle Nephritis, Kopfschmerzen

■ Kontraindikationen

Cephalosporinallergie

■ Bemerkungen

Bei bekannter anaphylaktischer Reaktion auf Penicilline nicht anwenden. Resorption durch gleichzeitige Nahrungsaufnahme nicht beeinflusst.

10.13 Cefalexin – Cephalexin®

- ■ **Spektrum**

Grampositive (nicht Enterokokken!), gramnegative Bakterien (besonders E. coli, Proteus mirabilis, Klebsiella), nicht bei Pseudomonas, Serratia, indol-pos. Proteus, Enterobacter, Acinetobacter

- ■ **Dosierungen**

- Erwachsene   2–4 × 0,5–1 g p. o.
- Kinder   50(–100) mg/kg/die p. o. verteilt auf 2–4 Dosen
  >1. Lebensjahr
- Neugeborene   40–60 mg/kg/die p. o. verteilt auf 3 Dosen

Bei Niereninsuffizienz (Erwachsene):

GFR*	Max. Dos. (g)	DI (h)
>30	0,5	4–6
15–30	0,5	8–12
4–15	0,5	24

Bei Niereninsuffizienz (Kinder):

GFR*	Dosis (% der Normaldosis)
40	100
20	50 (2 Einzeldosen)
10	25 (1 Einzeldosis)
Anurie	20 (1 Einzeldosis)

* Berechnung der GFR nach Cockroft-Gault s. Umschlaginnenseite.

- ■ **Nebenwirkungen**

Übelkeit, Erbrechen, Durchfall, Allergien. Selten: Eosinophilie, Leukopenie, Transaminasenanstieg, interstitielle Nephritis, Kopfschmerzen

- ■ **Kontraindikationen**

Cephalosporinallergie

■ Bemerkungen

Bei bekannter anaphylaktischer Reaktion auf Penicilline nicht anwenden. Wegen schlechter Wirksamkeit gegen H. influenzae und Moraxella catarrhalis unzureichende Wirksamkeit bei Otitis media und Sinusitis. Resorption durch gleichzeitige Nahrungsaufnahme wenig beeinflusst.

10.14 Cefazolin – Cefazolin®

■ Spektrum

Grampositive (nicht Enterokokken!), gramnegative Bakterien (besonders E. coli, Proteus mirabilis, Klebsiella), nicht bei Pseudomonas, Serratia, indol-pos. Proteus, Enterobacter, Acinetobacter

■ Dosierungen

— Erwachsene
$3 \times 0,5$ g–$2 \times 1,0$ g i. m., i. v. (grampos. Erreger)
$3 \times 1,0$ g–$2 \times 2,0$ g i. m., i. v. (gramneg. Erreger)

— Kinder >1. Lebensjahr
50(–100) mg/kg/die i. v. verteilt auf 2–3 Dosen

— Kinder <1. Lebensjahr
25–50 mg/kg/die i. v. verteilt auf 3–4 Dosen

Bei Niereninsuffizienz (Erwachsene):

GFR*	Max. Dos. (g)	DI (h)
35–54	1	8
10–34	0,5	12
<10	0,5	18–24

Bei Niereninsuffizienz (Kinder):

GFR*	Dosis (% der Normaldosis)
40	75 (3 Einzeldosen)
20	50 (3 Einzeldosen)
10	30 (2 Einzeldosen)
Anurie	10 (1 Einzeldosis)

* Berechnung der GFR nach Cockroft-Gault s. Umschlaginnenseite.

- ■ **Nebenwirkungen**

Übelkeit, Erbrechen, Durchfall, Allergien; selten: Eosinophilie, Leukopenie, Transaminasenanstieg, interstitielle Nephritis, Kopfschmerzen, Thrombophlebitis

- ■ **Kontraindikationen**

Cephalosporinallergie

- ■ **Bemerkungen**

Bei bekannter anaphylaktischer Reaktion auf Penicilline nicht anwenden.

10.15 Cefepim – Maxipime®

- ■ **Spektrum**

Sehr gute Wirksamkeit gegen grampositive und gramnegative Keime, v. a. Ps. aeruginosa, indol-pos. Proteus, Serratia, Enterobacter, Citrobacter. Sehr gute Wirksamkeit gegen Staphylokokken, wirksam auch gegen ceftazidimresistente grampositive und gramnegative Keime

- ■ **Dosierungen**
- — Erwachsene und Jugendliche >12 Jahre   2(–3) × 2 g i. v.
- — Säuglinge, Kinder >2 Monate   2–3 × 50 mg/kg i. v.
- — Säuglinge >1 Monat   2–3 × 30 mg/kg i. v.

Bei Niereninsuffizienz (Erwachsene):

Bei einer Kreatininclearance von 30–10 ml/min 1–2 g i. v. alle 24 h, bei einer Kreatininclearance unter 10 ml/min 0,5–1 g i. v. alle 24 h. Nach Hämodialyse 1 g i. v.

Bei Niereninsuffizienz (Kinder):

GFR*	Dosis (% der Normaldosis)
40	50 (1–2 Einzeldosen)
20	25 (1 Einzeldosis)
10	15 (1 Einzeldosis)
Anurie	15 (1 Einzeldosis)

* Berechnung der GFR nach Cockroft-Gault s. Umschlaginnenseite.

■ Nebenwirkungen

Durchfall, Thrombophlebitis, allergische Reaktionen, Fieber, Blutbildveränderungen, Transaminasenanstieg, pos. Coombs-Test, Nierenfunktionsstörungen, besonders in Kombination mit Aminoglykosiden und stark wirksamen Diuretika, Kopfschmerzen, Parästhesien

■ Kontraindikationen

Cephalosporinallergie und Überempfindlichkeit gegen Arginin

■ Bemerkungen

Bei bekannter anaphylaktischer Reaktion auf Penicilline nicht anwenden.

10.16 Cefixim – Cephoral®

■ Spektrum

Sehr gut wirksam gegen Streptokokken, H. influenzae u. a. gramnegative Keime, nicht S. aureus, Pseudomonas, Enterokokken

■ Dosierungen

— Erwachsene   1 × 400 mg p. o. oder 2 × 200 mg p. o.
— Kinder   2 × 4 mg/kg oder 8 mg/kg/die p. o. in einer Dosis

Bei Niereninsuffizienz (Erwachsene):

Bei Kreatininclearance >20 ml/min keine Dosisanpassung erforderlich, bei Kreatininclearance <20 ml/min Hälfte der Normaldosis

Bei Niereninsuffizienz (Kinder):

GFR*	Dosis (% der Normaldosis)
40	100
20	50 (1 Einzeldosis)
10	50 (1 Einzeldosis)
Anurie	50 (1 Einzeldosis)

* Berechnung der GFR nach Cockroft-Gault s. Umschlaginnenseite.

- **Nebenwirkungen**

Übelkeit, Erbrechen, Durchfall, Allergien. Selten: Eosinophilie, Leukopenie, Transaminasenanstieg, Nephrotoxizität, Kopfschmerzen

- **Kontraindikationen**

Cephalosporinallergie

- **Bemerkungen**

Bei bekannter anaphylaktischer Reaktion auf Penicilline nicht anwenden. Nur 40–50 % Resorption.

10.17 Cefotaxim – Claforan®

- **Spektrum**

Sehr gut wirksam gegen Streptokokken, H. influenzae u. a. gramnegative Keime, nicht Staphylokokken, Pseudomonas, Enterokokken

- **Dosierungen**

- Erwachsene — 2–3 × 1(–4) g i. v.
- Kinder >1. Lebensjahr — 50(–100) mg/kg/die i. v. verteilt auf 2–3 Dosen
- Neugeborene — 50–100 mg/kg/die i. v. verteilt auf 2 Dosen (auch bei Körpergewicht unter 1200 g)

Bei Niereninsuffizienz (Erwachsene):

Bei Kreatininclearance 5–10 ml/min Halbierung der Normaldosis; bei Kreatininclearance <5 ml/min max. 1 g in 2 Dosen

Bei Niereninsuffizienz (Kinder):

GFR*	Dosis (% der Normaldosis)
40	100
20	60 (2 Einzeldosen)
10	50 (2 Einzeldosen)
Anurie	50 (2 Einzeldosen)

* Berechnung der GFR nach Cockroft-Gault s. Umschlaginnenseite.

■ Nebenwirkungen

Gastrointestinale Störungen, Thrombophlebitis, Exanthem, Fieber, Eosinophilie, Transaminasenanstieg, Leuko-, Thrombopenie, Anaphylaxie, pos. Coombs-Test, Nephrotoxizität, besonders in Kombination mit Aminoglykosiden

■ Kontraindikationen

Cephalosporinallergie

■ Bemerkungen

Bei bekannter anaphylaktischer Reaktion auf Penicilline nicht anwenden. Metabolit weniger wirksam. Bei schweren Lebererkrankungen sollten andere Antibiotika eingesetzt werden. 1 g Cefotaxim entspricht 2,1 mmol Natrium.

10.18 Cefpodoximproxetil – Orelox®, Podomexef®

■ Spektrum

Sehr gute In-vitro-Aktivität gegen grampositive u. gramnegative Erreger, auch H. influenzae; nicht Ps. aeruginosa, Enterokokken, Staphylokokken

■ **Dosierungen**

— Erwachsene   2 × 100–200 mg p. o.
— Kinder   5–12 mg/kg/die p. o. verteilt auf 2 Dosen

Bei Niereninsuffizienz (Erwachsene):

GFR*	Max. Dos. (g)	DI (h)
10–40	0,1–0,2	24
<10	0,1–0,2	48

Bei Hämodialyse initial 100–200 mg, dann 100–200 mg nach jeder Dialyse

Bei Niereninsuffizienz (Kinder):

GFR*	Dosis (% der Normaldosis)
40	75 (2 Einzeldosen)
20	50 (1 Einzeldosis)
10	25 (1 Einzeldosis)
Anurie	50 n. HD

* Berechnung der GFR nach Cockroft-Gault s. Umschlaginnenseite.

■ **Nebenwirkungen**

Übelkeit, Erbrechen, Durchfall, Allergien. Selten: Eosinophilie, Leukopenie, Transaminasenanstieg, Kopfschmerzen

■ **Kontraindikationen**

Cephalosporinallergie

■ **Bemerkungen**

Bei bekannter anaphylaktischer Reaktion auf Penicilline nicht anwenden. Resorptionsrate 40–50 % (mit Nahrungsaufnahme erhöht). Nicht bei Neugeborenen.

10.19 **Ceftazidim – Fortum**®

■ **Spektrum**

Sehr gute Wirksamkeit gegen gramnegative Keime, vor allem Ps. aeruginosa, indol-pos. Proteus und Serratia, in vitro geringere Wirksamkeit gegen Staphylokokken

■ Dosierungen

- Erwachsene   2–3 × 1–2 g i. v.
- Kinder   30–100 mg/kg/die i. v. verteilt auf 2–3 Dosen
- Neugeborene   25–60 mg/kg/die i. v. verteilt auf 2 Dosen (auch bei Körpergewicht unter 1200 g)

Bei Niereninsuffizienz (Erwachsene):

GFR*	Max. Dos. (g)	DI (h)
50–31	1	12
30–16	1	24
15–6	0,5	24
≤5	0,5	48

Bei Niereninsuffizienz (Kinder):

GFR*	Dosis (% der Normaldosis)
40	50 (2 Einzeldosen)
20	25 (1 Einzeldosis)
10	15 (1 Einzeldosis)
Anurie	10 (1 Einzeldosis)
	bzw. 30 n. HD

* Berechnung der GFR nach Cockroft-Gault s. Umschlaginnenseite.

■ Nebenwirkungen

Gastrointestinale Störungen, Thrombophlebitis, Exanthem, Fieber, Eosinophilie, Transaminasenanstieg, Leuko-, Thrombopenie, Anaphylaxie, pos. Coombs-Test, Nephrotoxizität besonders in Kombination mit Aminoglykosiden und stark wirkenden Diuretika

■ Kontraindikationen

Cephalosporinallergie

■ Bemerkungen

Bei bekannter anaphylaktischer Reaktion auf Penicilline nicht anwenden. Metabolisch stabil, sehr β-laktamasestabil.

10.20 Ceftibuten – Keimax®

- **Spektrum**

Grampositive (nicht Staphylokokken und Enterokokken) und gramnegative Erreger (bes. H. influenzae, E. coli, Proteus, Klebsiella, M. catarrhalis); nicht Ps. aeruginosa

- **Dosierungen**

- Erwachsene   400 mg/die p. o. in einer Dosis
- Kinder >3. Lebens-   9 mg/kg/die p. o. in einer Dosis
  monat

Bei Niereninsuffizienz (Erwachsene):

GFR*	Max. Dos. (g)	DI (h)
≥50	0,4	24
30–49	0,2	24
5–29	0,1	24

Bei Niereninsuffizienz (Kinder):

GFR*	Dosis (% der Normaldosis)
40	75 (1 Einzeldosis)
20	40 (1 Einzeldosis)
10	20 (1 Einzeldosis)
Anurie	20 (1 Einzeldosis)

* Berechnung der GFR nach Cockroft-Gault s. Umschlaginnenseite.

- **Nebenwirkungen**

Übelkeit, Erbrechen, Durchfall, Kopfschmerzen, Allergien. Selten: Eosinophilie, Leukopenie, Transaminasenanstieg, Nephrotoxizität

- **Kontraindikationen**

Cephalosporinallergie

- **Bemerkungen**

Kreuzallergie mit anderen β-Laktamantibiotika (z. B. Penicillin) kann bestehen. Resorption durch Nahrungsaufnahme vermindert.

10.21 **Ceftriaxon – Rocephin**®

■ **Spektrum**

Sehr gute Wirksamkeit gegen gramnegative Keime außer Ps. aeruginosa, in vitro geringere Wirksamkeit gegen Staphylokokken

■ **Dosierungen**

— Erwachsene und Kinder >12 Jahre | 1×1–2 g i. v., i. m. (Meningitis 2×2 g i. v.)

— Kinder >1. Lebensjahr | 20–80 mg/kg/die i. v. als Einmaldosis

— Neugeborene | Bis 50 mg/kg/die i. v. als Einmaldosis (auch bei Körpergewicht unter 1200 g)

— Neugeborene >1 Lebenswoche | 20–80 mg/kg/die i. v. als Einmaldosis

Bei Niereninsuffizienz (Erwachsene):

Bei mäßiger Nierenfunktionseinschränkung ist keine Dosisreduktion notwendig. Erst bei GFR* <10 ml/min eine Tagesdosis von 1 bis max. 2 g nicht überschreiten

Bei Niereninsuffizienz (Kinder):

GFR*	Dosis (% der Normaldosis)
40	100
20	100
10	80 (1 Einzeldosis)
Anurie	50 (1 Einzeldosis) bzw.
	100 n. HD

* Berechnung der GFR nach Cockroft-Gault s. Umschlaginnenseite.

■ **Nebenwirkungen**

Gastrointestinale Störungen, Thrombophlebitis, Exanthem, Fieber, Eosinophilie, Transaminasenanstieg, Leuko-, Thrombopenie, Anaphylaxie, pos. Coombs-Test, selten Kreatininanstieg, reversible Ausfällungen in Galle und Niere, in seltenen Fällen mit klinischen Symptomen (Schmerzen!)

■ **Kontraindikationen**

Cephalosporinallergie, parenterale Kalziumgabe <48 h Abstand

■ **Bemerkungen**

Bei bekannter anaphylaktischer Reaktion auf Penicilline nicht anwenden. Bei gleichzeitigen schweren Nieren- und Leberschäden ist die Blutplasmakonzentration regelmäßig zu kontrollieren bzw. sollten andere Antibiotika eingesetzt werden. Hohe β-Laktamasestabilität.

10.22 **Cefuroxim – Cefuroxim**®

■ **Spektrum**

Wie Cefotiam

■ **Dosierungen**

— Erwachsene   2–3 × 0,75–1,5 g i. v. (grampos. Erreger)
                       2–4 × 1,5 g i. v. (gramneg. Erreger)
— Kinder >1. Lebensjahr   30–100 mg/kg/die i. v. verteilt auf 3–4 Dosen
— Früh- und Neugeborene   30–100 mg/kg/die i. v. verteilt auf 2 Dosen

Bei Niereninsuffizienz (Erwachsene):

GFR*	Max. Dos. (g)	DI (h)
120	1,5	8
45	1,5	8
18	0,75	12
8	0,75	12
2	0,75	12
0,5	0,5	24

Bei Niereninsuffizienz (Kinder):

GFR*	Dosis (% der Normaldosis)
40	100
20	60 (2 Einzeldosen)
10	50 (2 Einzeldosen)
Anurie	15 (1 Einzeldosis) bzw. 30 n. HD

* Berechnung der GFR nach Cockroft-Gault s. Umschlaginnenseite.

■ **Nebenwirkungen**

Gastrointestinale Störungen, Thrombophlebitis, Exanthem, Fieber, Eosinophilie, Transaminasenanstieg, Leuko-, Thrombopenie, Anaphylaxie, pos. Coombs-Test, Nephrotoxizität besonders in Kombination mit Aminoglykosiden

■ **Kontraindikationen**

Cephalosporinallergie

■ **Bemerkungen**

Bei bekannter anaphylaktischer Reaktion auf Penicilline nicht anwenden. Cave! Gleichzeitige Furosemidgabe erhöht die Nephrotoxizität. Gegen Staphylokokken weniger wirksam als Cefalotin und Cefazolin.

10.23 Cefuroximaxetil – Elobact®, Zinnat®

■ **Spektrum**

Grampositive (nicht Enterokokken!), gramnegative Bakterien (besonders E. coli, Proteus mirabilis, Klebsiella, Borrelia burgdorferi), nicht bei Pseudomonas, Serratia, indol-pos. Proteus, Enterobacter, Acinetobacter, sehr gut wirksam gegen H. influenzae und Moraxellen

■ **Dosierungen**

— Erwachsene und Kinder >12 Jahre   2 × 125–500 mg p. o.

— Kinder ab 3. Lebensmonat   20–30 mg/kg/die p. o. verteilt auf 2 Dosen

Bei Niereninsuffizienz (Erwachsene):

Kann bei allen Graden der Nierenfunktionseinschränkung ohne Dosisanpassung gegeben werden, sofern die Tagesdosis von 1 g nicht überschritten wird.

Bei Niereninsuffizienz (Kinder):

GFR*	Dosis (% der Normaldosis)
40	100
20	50 (1 Einzeldosis)
10	33 (1 Einzeldosis)
Anurie	25 (1 Einzeldosis)

* Berechnung der GFR nach Cockroft-Gault s. Umschlaginnenseite.

■ Nebenwirkungen

Übelkeit, Erbrechen, Durchfall, Allergien. Selten: Eosinophilie, Leukopenie, Transaminasenanstieg, Kopfschmerzen

■ Kontraindikationen

Cephalosporinallergie

■ Bemerkungen

Bei bekannter anaphylaktischer Reaktion auf Penicilline nicht anwenden. Resorption nach Mahlzeiten am besten (50–60 %).

10.24 Chloramphenicol – Paraxin®

■ Spektrum

Grampositive, gramnegative Erreger, Rickettsien, Anaerobier

■ Dosierungen

▬ Erwachsene und Kinder >12 Jahre	40–80 mg/kg/die i. v. in 3–4 Dosen
▬ Kinder 7–12 Jahre	50–80 mg/kg/die i. v. in 3–4 Dosen
▬ Kinder 2–6 Jahre	50–100 mg/kg/die i. v. in 3–4 Dosen
▬ Säuglinge >4 Wochen	50–100 mg/kg/die i. v. in 4 Dosen
▬ Früh- und Neugeborene	25–50 mg/kg/die i. v. in 1–2 Dosen

Bei Niereninsuffizienz (Erwachsene und Kinder):

Keine Dosisanpassung erforderlich

- **Nebenwirkungen**

Gastrointestinale Nebenwirkungen, Leukopenie, Thrombopenie, Anämie, aplastische Anämie (1:10–20.000), Grey-Syndrom, Fieber, Exanthem, Transaminasenanstieg, Ikterus

- **Kontraindikationen**

Aplastische Bluterkrankungen, schwere Leberinsuffizienz mit Ikterus, Schwangerschaft, Stillperiode, Perinatalperiode

- **Bemerkungen**

Nur noch indiziert bei Typhus abdominalis, Paratyphus A und B, lebensbedrohlichen Infektionen (z.B. Salmonellensepsis oder -meningitis), H.-influenzae-Meningitis (bei Ampicillinresistenz), Meningitis unklarer Genese, Hirnabszess, Rickettsiosen; einmal wöchentlich Plasmaspiegelbestimmung; Blutbildkontrollen.

10.25 **Ciprofloxacin – Ciprobay**®

- **Spektrum**

Nahezu alle grampositiven u. gramnegativen Erreger einschließlich H. influenzae, Salmonellen, Shigellen, Yersinia, Campylobacter, Neisserien, Legionellen, Ps. aeruginosa; nicht Anaerobier. Nur mäßige Wirksamkeit gegen Enterokokken, Streptokokken, Pneumokokken, Staphylokokken

- **Dosierungen**

– Erwachsene	2 × 0,1–0,75 g p. o.
	2 × 200 mg bis 3 × 400 mg i. v.
– Kinder >5. Lebensjahr	30 mg/kg/die i. v. verteilt auf 3 Dosen
(▶ Bemerkungen)	(max. 1,2 g/die)
	30–40 mg/kg/die p. o. verteilt auf 2 Dosen
	(max. 1,5 g/die)

Bei Niereninsuffizienz (Erwachsene):
Bei GFR* 60 ml/min max. 1 g/die p. o. bzw. 800 mg/die i. v.; bei GFR* 30 ml/min max. 500 mg/die p. o. bzw. 400 mg/die i. v.

Bei Niereninsuffizienz (Kinder):

GFR*	Dosis (% der Normaldosis)
40	100
20	50 (1 Einzeldosis)
10	50 (1 Einzeldosis)
Anurie	33 (1 Einzeldosis)

* Berechnung der GFR nach Cockroft-Gault s. Umschlaginnenseite.

■ Nebenwirkungen

Gastrointestinale Beschwerden, Störungen des ZNS (z. B. Sehstörungen, Schwindel, Krämpfe, Schlaflosigkeit, psychotische Störungen), Allergien, Gelenkschmerzen, Tendinitis, Veränderungen von Blutbild und Laborwerten, interstitielle Nephritis, QT-Verlängerung

■ Kontraindikationen

Schwangerschaft und Stillperiode, Kinder und Heranwachsende (Ausnahme: Mukoviszidose)

■ Bemerkungen

Resistenzzunahme v. a. gegen S. aureus und Ps. aeruginosa. Einzige Indikation bei Kindern und Jugendlichen: Atemweginfektionen bei Mukoviszidose. Bei Leberinsuffizienz keine Dosisanpassung erforderlich. Bei Patienten mit Epilepsie und anderen Vorschädigungen des ZNS sorgfältige Nutzen-Risiko-Abwägung; orale Bioverfügbarkeit 70–80 %.

10.26 Clarithromycin – Klacid®, Mavid®

■ Spektrum

Grampositive und gramnegative Erreger, insbesondere Staphylokokken, Streptokokken, Helicobacter pylori, H. influenzae, Pneumokokken, Corynebact. diphtheriae, Mykoplasmen, B. pertussis, Legionellen, Chlamydien, Campylobacter, Mycobacterium avium, in vitro bessere Wirksamkeit als Erythromycin

■ Dosierungen

– Erwachsene	2 × 250–500 mg p. o., 2 × 500 mg i. v.
– Kinder	15 mg/kg/die p. o. verteilt auf 2 Dosen

Bei Niereninsuffizienz (Erwachsene):

Bei mäßig eingeschränkter Nierenfunktion ist keine Dosisreduktion erforderlich. Erst bei GFR* von <30 ml/min soll die Dosis um die Hälfte reduziert werden. Die Gesamttherapiedauer sollte 2 Wochen nicht überschreiten. Die Gesamtdosis sollte 250 mg/die (Einzeldosis) nicht überschreiten

Bei Niereninsuffizienz (Kinder):

GFR*	Dosis (% der Normaldosis)
40	100
20	50 (2 Einzeldosen)
10	50 (2 Einzeldosen
Anurie	50 (2 Einzeldosen)

* Berechnung der GFR nach Cockroft-Gault s. Umschlaginnenseite.

■ Nebenwirkungen

Gelegentlich gastrointestinale Beschwerden, selten Überempfindlichkeitsreaktionen, sehr selten Leberfunktionsstörungen und Herzrhythmusstörungen bei verlängertem QT-Intervall

■ Kontraindikationen

Stark eingeschränkte Leberfunktion, Überempfindlichkeit gegen Makrolide, gleichzeitige Gabe von Cisaprid, Pimozid, Terfenadin oder Astemizol

- **Bemerkungen**

Mavid® ist nur bei AIDS-Patienten mit disseminierten oder lokalen Mykobakterieninfektionen indiziert.

10.27 Clindamycin – Sobelin®

- **Spektrum**

Streptokokken, Pneumokokken, Staphylokokken, Bacteroides fragilis (ca. 9 % Resistenz!) u. a. Anaerobier

- **Dosierungen**

— Erwachsene	3–4 × 150–450 mg p. o.
	3–4 × 200–600 mg i. v.
— Kinder >4 Wochen	8–25 mg/kg/die p. o. verteilt auf 3–4 Dosen
	15–40 mg/kg/die i. v. verteilt auf 3–4 Dosen

Bei Niereninsuffizienz (Erwachsene und Kinder):

Clindamycin hat bei eingeschränkter Nierenfunktion keine verlängerte Halbwertszeit und kann in Normdosierung unabhängig von der Nierenfunktion gegeben werden. Bei einer GFR* <10 ml/min wird auf eine mögliche Kumulation von Clindamycin hingewiesen

* Berechnung der GFR nach Cockroft-Gault s. Umschlaginnenseite.

- **Nebenwirkungen**

Pseudomembranöse Enterokolitis, Exanthem, Leukopenie, Transaminasenanstieg, bis 20 % Diarrhoe, Thrombophlebitis, selten allergische Reaktionen

- **Kontraindikationen**

Überempfindlichkeit gegen Lincosamide, parenteral bei jungen Säuglingen (viel Benzylalkohol als Konservierungsmittel)

- **Bemerkungen**

Ein Mittel der Wahl bei Anaerobierinfektion. Nicht unverdünnt injizieren.

10.28 **Colistin – Colistin CF®, Colistin®**

■ **Spektrum**

Gramnegative Keime, insbes. Ps. aeruginosa (nicht Proteus-Spezies u. Serratia)

■ **Dosierungen**

▬ Erwachsene	2 × 1 bis 3 × 2 Mio. I. E. i. v. (3 × 80–160 mg; 4–6 mg/kg/die)
	30.000 I. E./kg/die per inhalationem
	4 × 4 Tbl. zu 500.000 I. E. p. o. (zur SDD).
▬ Kinder >1. Lebensjahr	3–4 × 2 Tbl. p. o.

Bei Niereninsuffizienz (Erwachsene, ohne Nierenersatzverfahren):
Stets Loading Dose: 9 Mio. I. E. i. v. (Tag 1)

GFR* (ml/min)	Max. Dos. (I. E. i. v.)	DI (h)
>60	4,5 Mio.	12
30–60	4 Mio.	12
15–30	3 Mio.	12
<15	2 Mio.	12

Bei Niereninsuffizienz (Kinder):

	GFR*	Dosis (% der Normaldosis)
	40	75 (2 Einzeldosen)
	20	50 (2 Einzeldosen)
	10	25 (1 Einzeldosis)
	Anurie	25 (1 Einzeldosis)

Bei Nierenersatzverfahren (Erwachsene): Stets Loading Dose:
9 Mio. I. E. i. v. (Tag 1)

	Max. Dosis (I. E. i. v.)	D (h)
CVVHD	8 Mio.	12
SLED (Genius)	4 Mio.	12
Intermitt. (HD)	3 Mio.	24

* Berechnung der GFR nach Cockroft-Gault s. Umschlaginnenseite.

- **Nebenwirkungen**

Übelkeit, Erbrechen, Exantheme, Urtikaria; neuro- bzw. nephrotoxische Reaktionen bei Patienten mit Niereninsuffizienz möglich

- **Kontraindikationen**

Überempfindlichkeit gegen Colistin, Früh- und Neugeborene

- **Bemerkungen**

Vorsicht bei gleichzeitiger Gabe von Substanzen mit Curarewirkung. Nachweisliche Wirksamkeit bei gleichzeitiger Verabreichung i. v. und inhalativ bei Pneumonie.

10.29 **Cotrimoxazol – Eusaprim**®

- **Spektrum**

Pneumokokken, Staphylokokken, Gonokokken, E. coli, Salmonellen, Shigellen, Klebsiellen, Proteus, Pneumocystis jiroveci (carinii), nicht: Enterokokken, Streptokokken und Pseudomonas

- **Dosierungen**

Erwachsene	2 × 160 mg TMP/800 mg SMZ p. o.
	2 × 80 mg TMP/400 mg SMZ i. v.
Kinder 6–12 Jahre	160 mg TMP/800 mg SMZ p. o. verteilt auf 2 Dosen
Kinder >6 Monate	80 mg TMP/400 mg SMZ p. o. verteilt auf 2 Dosen
Säuglinge >6 Wochen	40 mg TMP/200 mg SMZ p. o. verteilt auf 2 Dosen

Bei Niereninsuffizienz (Erwachsene):

GFR*	Dosis
>30	Standarddosis
15–30	$1/2$ Standarddosis, Kontrollanalyse1
<15	kontraindiziert

Bei Niereninsuffizienz (Kinder):

GFR*	Dosis (% der Normaldosis)
40	100
20	100 für 3 Tage, dann 20 (1 Einzeldosis)
10	kontraindiziert
Anurie	kontraindiziert

[1] Kontrollanalyse: Die totale Plasmakonzentration an SMZ sollte 12 h nach Einnahme am 3. Behandlungstag kontrolliert werden. Die Behandlung ist abzubrechen, wenn die Plasmakonzentration des totalen Sulfamethoxazols auf über 150 µg/ml ansteigt.

* Berechnung der GFR nach Cockroft-Gault s. Umschlaginnenseite.

■ Nebenwirkungen

Steven-Johnson-Syndrom, selten Allergie, gastrointestinale Symptome, Thrombopenie, Leukopenie, Agranulozytose; ernste Nebenwirkungen häufiger bei Patienten >60 Jahre

■ Kontraindikationen

Sulfonamidüberempfindlichkeit, 1. Lebensmonat, akute Hepatitis, einige Hämoglobinopathien, megaloblastäre Anämie durch Folsäuremangel, Blutdyskrasien, hochgradige Niereninsuffizienz, schwere Leberschäden

■ Bemerkungen

Gehört zu den Mitteln der ersten Wahl bei Harnwegsinfektionen, Shigellose, Nokardiose, Typhus-, Paratyphus-Dauerausscheidern, Typhus abdominalis, Paratyphus A + B. Bei i. v.-Gabe Anweisungen der Hersteller beachten. Neue TMP/Sulfonamid-Kombinationen bringen keine nennenswerten Vorteile. Pneumocystis-jiroveci-(carinii-)Pneumonie: 4- bis 5-fache Normdosis (20 mg/kg TMP/100 mg/kg SMZ); die ersten 48 h i. v.

10.30 **Daptomycin – Cubicin**®

- **Spektrum**

Grampositive Erreger inkl. multiresistente; besonders Staphylokokken (inkl. MRSA, MRSE), Streptokokken und Enterokokken (inkl. VRE)

- **Dosierungen**

— Erwachsene	Komplizierte Haut- und Weichteilinfektionen: 1 × 4 mg/kg i. v. Kurzinfusion über 30 min oder 2-min-Bolusinjektion Bakteriämie, infektiöse Endokarditis: 1 × 6 mg/kg i. v. Kurzinfusion über 30 min
— Kinder	Es liegen keine Erfahrungen zum Einsatz bei Kindern vor

Bei Niereninsuffizienz:

Bei einer GFR* ≥30 ml/min ist keine Dosisanpassung erforderlich; bei einer GFR* <30 ml/min: 4 mg/kg als Einzeldosis alle 48 h. Bei Hämodialyse erfolgt die Dosierung im Anschluss an die Dialyse am HD-Tag.

* Berechnung der GFR nach Cockroft-Gault s. Umschlaginnenseite.

- **Nebenwirkungen**

Gastrointestinale Nebenwirkungen (Übelkeit, Obstipation, Diarrhoe), Reaktionen an der Einstichstelle, Kopfschmerzen, Schlafstörungen, Hautausschlag, reversible Leberwert- und CK-Erhöhungen, Myalgie

- **Kontraindikationen**

Überempfindlichkeit gegen Daptomycin

- **Bemerkungen**

Erster Vertreter einer völlig neuartigen Antibiotikaklasse (zyklische Lipopeptide), neuartiger Wirkmechanismus. Bakterizide Wirkung. Keine Kreuzresistenz zu anderen Antibiotika. Mindestens wöchentliche CK-Kontrolle.

10.31 Dicloxacillin – InfectoStaph®

■ **Spektrum**

Staphylokokken

■ **Dosierungen**

— Erwachsene   4–6 × 0,5 g p. o. (–4 g/die)
— Kinder 1–6 Jahre   4–6 × 0,25 g p. o. (–2 g/die)
— Säuglinge >3 Monate   4 × 0,125–0,25 g p. o. (–1 g/die)
— Säuglinge   3 × 30–50 mg/kg p. o.

Bei Niereninsuffizienz (Erwachsene):
Bei GFR* <30 ml/min Dosisreduktion. Bei terminaler Niereninsuffizienz sollte
eine Tagesdosis von 3 × 1 g nicht überschritten werden

Bei Niereninsuffizienz (Kinder):

GFR*	Dosis (% der Normaldosis)
40	100 (4 Einzeldosen)
20	75 (4 Einzeldosen)
10	60 (3 Einzeldosen)
Anurie	30 (1 Einzeldosis)

* Berechnung der GFR nach Cockroft-Gault s. Umschlaginnenseite.

■ **Nebenwirkungen**

Durchfall, Fieber, Exanthem, Transaminasenanstieg, Leukopenie. Selten interstitielle Nephritis (Hämaturie), Eosinophilie

■ **Kontraindikationen**

Penicillinallergie

10.32 Doripenem – Doribax®

■ **Spektrum**

Sehr gute In-vitro Aktivität gegen grampositive (methicillin-
empfindliche S. aureus und E. faecium) und gramnegative Keime inklusive Pseudomonas Spezies (nicht Stenotrophomonas
maltophilia)

- ## Dosierungen

▬ Erwachsene	3 × 0,5–1 g i. v. (Infusionsdauer 1 oder 4 h)
▬ Kinder und Heran- wachsende (<18 Jahre)	Aufgrund fehlender Daten zur Sicherheit und Wirksamkeit nicht für die Anwendung bei Kindern empfohlen
▬ Erwachsene Patien- ten mit einge- schränkter Nieren- funktion	Bei einer GFR* von 51–79 ml/min ist keine Dosi- sanpassung erforderlich (3 × 0,5g i. v.); mit GFR* 30 bis <50 ml/min, 3 × 0,25g i. v.; mit einer GFR* <30ml/min, 2 × 0,25g i. v. Bei Patienten mit schwe- rer Nierenfunktionsstörung sollte Doripenem mit Vorsicht angewendet werden

* Berechnung der GFR nach Cockroft-Gault s. Umschlaginnenseite.

- ## Nebenwirkungen

Kopfschmerzen, gastrointestinale Symptome, Übelkeit, Diarrhö, Allergien, Juckreiz, Hautausschlag, Veränderungen im Blutbild (Häufigkeit nicht bekannt)

- ## Kontraindikationen

Überempfindlichkeit gegen Doripenem

- ## Bemerkungen

Einzelwirkstoff, zusätzliche Gabe von Cilastatin nicht erforderlich. Nicht bei Patienten mit bekannter Überempfindlichkeit gegen Penicillin anwenden.

10.33 Doxycyclin – Doxyhexal®

- ## Spektrum

Grampositive, gramnegative Erreger, Mykoplasmen, Chlamydien, Borrelien, Coxiella burnetii, ca. 50 % Bacteroides, nicht: Proteus-Spezies, Ps. aeruginosa, relativ häufig Resistenzen bei Pneumokokken, Streptokokken, Staphylokokken und gramnegativen Keimen

■ **Dosierungen**

– Erwachsene   2 × 100 mg oder 1 × 200 mg p. o., i. v. (nur bei
                        leichten Infektionen ab 2. Tag: 1 × 100 mg)

– Kinder >8. Lebens-   4 mg/kg/die p. o., i. v. verteilt auf 2 Dosen am
  jahr   1. Tag
                        ab 2. Tag 2 mg/kg/die

Bei Niereninsuffizienz (Erwachsene und Kinder):
Doxycyclin kann in den seltenen Fällen, in denen ein Tetracyclin indiziert ist,
verwendet werden. Bei der üblichen Dosierung von 200 mg am 1. Tag und
100 mg täglich kommt es auch bei Niereninsuffizienz zu keiner Kumulation
an aktiver Substanz

■ **Nebenwirkungen**

Gastrointestinale Nebenwirkungen, Exantheme, selten Anaphylaxie, Hepatotoxizität, Pseudotumor cerebri, Nephrotoxizität,
weniger Zahnverfärbung und Photosensibilität als bei Tetracyclin

■ **Kontraindikationen**

Schwangerschaft, bei Kindern

■ **Bemerkungen**

Wenn irgend möglich, ist die Behandlung bei i. v.-Applikation
auf etwa 2 Wochen zu beschränken.

10.34 Enoxacin – Enoxor®

■ **Spektrum**

Nahezu alle grampositiven u. gramnegativen Erreger einschließlich H. influenzae, Salmonellen, Shigellen, Yersinia, Campylobacter, Neisserien, Legionellen, nicht Anaerobier. Nur geringe
Wirksamkeit gegen Ps aeruginosa, Enterokokken, Streptokokken, Pneumokokken

- ### Dosierungen
- – Erwachsene   2 × 400 mg p. o. (2 × 200 mg bei unkompl. HWI)

Bei Niereninsuffizienz (Erwachsene):

Bei einer GFR* von weniger als 30 ml/min entsprechend Serum-Kreatininwerten zwischen 2,5 und 5 mg% beträgt die Dosis 400 mg 1–mal täglich
* Berechnung der GFR nach Cockroft-Gault s. Umschlaginnenseite.

- ### Nebenwirkungen

Gastrointestinale Nebenwirkungen, vereinzelt Kopfschmerzen,
Schwindel, Schlafstörungen, Exantheme, Geschmacksstörungen, Krämpfe, Tendinitis, Phototoxizität

- ### Kontraindikationen

Schwangerschaft und Stillperiode, Epilepsie und Vorerkrankun-
gen des ZNS, schwere Nieren- und Leberinsuffizienz, Kinder
und Heranwachsende

- ### Bemerkungen

Cave! Resistenzentwicklung besonders bei Pseudomonas und
Staphylokokken.

10.35 **Ertapenem – Invanz®**

- ### Spektrum

Fast alle grampositiven und gramnegativen Keime und Anaerobier; nicht oder schwach wirksam gegen Acinetobacter, Stenotrophomonas maltophilia, Ps. aeruginosa, MRSA, MRSE und
Enterokokken

- ### Dosierungen
- – Erwachsene und   1 × 1 g i. v. (Inf. über 30 min)
  Jugendliche
- – Kinder   2 × 15 mg/kg i. v.
  (3 Monate–12 Jahre)

Bei Niereninsuffizienz:

Kontraindikation bei GFR* <30 ml/min (keine ausreichenden Daten)

* Berechnung der GFR nach Cockroft-Gault s. Umschlaginnenseite.

■ Nebenwirkungen

Gastrointestinale Störungen, zentralnervöse Störungen (bes. Kopfschmerz und Schwindel), Dyspnoe, Exanthem, Pruritus, Transaminasenanstieg, Thrombozytose; Thrombophlebitis

■ Kontraindikationen

Überempfindlichkeit gegen Carbapeneme und andere β-Laktamantibiotika

■ Bemerkungen

Bessere In-vitro-Aktivität gegen Enterobakterien als Imipenem und Meropenem, aber praktisch keine Wirksamkeit gegen Ps. aeruginosa.

10.36 Erythromycin – Erythrocin®, Paediathrocin®

■ Spektrum

Grampositive Erreger, insbesondere Staphylokokken, Streptokokken, Pneumokokken, Corynebacterium diphtheriae, Mykoplasmen, B. pertussis, Legionellen, Chlamydien, Campylobacter, relativ häufig resistente Staphylokokken und H. influenzae

■ Dosierungen

▬ Erwachsene	3–4 × 250–500 mg p. o., i. v. (max. 4 g/die)
▬ Kinder >1. Lebens-	20–50 mg/kg/die p. o. bzw.
jahr	15–20 mg/kg/die i. v. verteilt auf 2–4 Dosen

Bei Niereninsuffizienz (Erwachsene):

Bei mäßig eingeschränkter Nierenfunktion ist keine Dosisreduktion nötig. Bei Anurie sollten die Dosierungsintervalle auf das 2- bis 3fache vergrößert werden. Die Gesamttherapiedauer sollte 2–3 Wochen nicht überschreiten

Bei Niereninsuffizienz (Kinder):

GFR*	Dosis (% der Normaldosis)
40	100
20	100
10	60 (3 Einzeldosen)
Anurie	60 (3 Einzeldosen)

* Berechnung der GFR nach Cockroft-Gault s. Umschlaginnenseite.

- ■ **Nebenwirkungen**

Gastrointestinale Nebenwirkungen, sehr selten Allergien, Leber-schäden, Hörschäden, ventrikuläre Arrhythmien bei verlänger-tem QT-Intervall, Dosis vor allem von Erythromycin-Estolat in der Schwangerschaft und bei Lebererkrankungen reduzieren

- ■ **Kontraindikationen**

Überempfindlichkeit gegen Makrolide, Therapie mit Terfena-din, Cisaprid, Pimozid oder Carbamazepin

10.37 Ethambutol – EMB-Fatol®, Myambutol®

- ■ **Spektrum**

M. tuberculosis, M. kansasii, M. avium-intracellulare

- ■ **Dosierungen**

- ▬ Erwachsene und   20–25 mg/kg/die p. o. in einer Dosis
  Kinder >10 Jahre
- ▬ Kinder >5 Jahre   25 mg/kg/die p. o. in einer Dosis
- ▬ Kinder 0–5 Jahre   30 mg/kg/die p. o. in einer Dosis

Bei Niereninsuffizienz (Erwachsene):

GFR* 30–80 ml/min: 25 mg/kg tgl.;

GFR* <30–10 ml/min: 25 mg/kg 3 ×/Woche;

GFR* <10 ml/min: 25 mg/kg 2 ×/Woche

Bei Niereninsuffizienz (Kinder):

GFR*	Dosis (% der Normaldosis)
40	60 (1 Einzeldosis)
20	30 (1 Einzeldosis)
10	Spiegelbestimmung[1]
Anurie	Spiegelbestimmung[1]

[1] Spitzenspiege 2–5 µg/ml.

* Berechnung der GFR nach Cockroft-Gault s. Umschlaginnenseite.

■ Nebenwirkungen

Optikusneuritis, zentrale Skotome, periphere Neuropathie, Kopfschmerzen, anaphylaktoide Reaktionen

■ Kontraindikationen

Vorschädigung des N. opticus, Kleinkinder

■ Bemerkungen

1 × monatlich augenärztliche Untersuchung, vor allem Rot-grün-Unterscheidung und Gesichtsfeldeinengung; bei Kindern unter 10 Jahren wird empfohlen, Ethambutol nicht einzusetzen, da hier die Visuskontrolle nicht zuverlässig durchzuführen ist; intermittierende Gabe von 45–50 mg/kg 2 × wöchentlich ist ebenfalls möglich; bei Kombination mit Rifampicin kann nach initialer 2-monatiger Voll-Dosis für die Langzeitapplikation eine Dosis von 15 mg/kg/die erwogen werden.

10.38 Flucloxacillin – Staphylex®

■ Spektrum

Staphylokokken, Streptokokken, Corynebacterium diphtheriae, N. meningitidis, Bacillus-Spezies

■ Dosierungen

— Erwachsene   3–4 × 0,5–1 g p. o., i. m., i. v.
                        (–12 g/die), bei p. o.-Gabe ca. 1 h vor dem Essen
— Kinder 10–14 Jahre   1,5–2 g/die p. o., i. v., i. m. in 3–4 Dosen
— Kinder 6–10 Jahre   0,75–1,5 g/die p. o., i. v., i. m. in 3–4 Dosen
— Früh-, Neugeborene,   40–50 (–100) mg/kg/die p. o., i. v., i. m. in 3 Dosen
  Kleinkinder

Bei Niereninsuffizienz (Erwachsene):

GFR*	Max. Dos. (g)	DI (h)
120	2,0	6
45	2,0	6
18	1,5	6
8	1,5	8
2	1,0	8
0,5	2,0	241

Bei Niereninsuffizienz (Kinder):

GFR*	Dosis (% der Normaldosis)
40	100
20	75 (3 Einzeldosen)
10	50 (3 Einzeldosen)
Anurie	25 (1 Einzeldosis)

[1] 2–3 Häodialysen/Woche werden in diesen Fällen als erforderlich vorausgesetzt. 1 Normaldosis initial.

* Berechnung der GFR nach Cockroft-Gault s. Umschlaginnenseite.

■ Nebenwirkungen

Durchfall, Fieber, Exanthem, Hb-Abfall, Leukopenie, Transaminasenanstieg. Selten interstitielle Nephritis (Hämaturie), Eosinophilie, cholestatische Hepatitis (Risiko 1:15.000)

■ Kontraindikationen

Penicillinallergie

■ Bemerkungen

Zusammen mit Dicloxacillin penicillinasefestes Penicillin der Wahl. Bei Kindern sollte die i. m.-Einzelgabe 33 mg/kg, bei Erwachsenen 2 g nicht überschreiten.

10.39 Fluconazol – Diflucan®, Fungata®

▪ Spektrum

Cryptococcus neoformans, Candida-Spezies (nicht bei C. krusei), Microsporum canis; keine Wirkung gegen Aspergillus-Spezies

▪ Dosierungen

— Erwachsene	Initialdosis von 1 × 400(–800, bei schweren Infektionen, Neutropenie –1600) mg p. o., i. v., dann 1 × 200–400 mg/die p. o., i. v. (bei C. glabrata 1 × 800 mg/die [Resistenztestung!]) oder als Kurzinfusion bei Systemmykosen. Bei schweren parenchymatösen Infektionen (z. B. Pneumonie) 800 mg/die i. v. die ersten 3 Tage. Schleimhautbehandlung: Prophylaxe: 200 mg i. v. Initialdosis, danach 100 mg i. v./die (z. B. bei Hochrisikopatienten bei Neutropenie, Organtransplantation etc.). Therapie: 400 mg/d. Vaginaler Soor: einmal ge Gabe von 150 mg p. o.
— Kinder	3–6 mg/kg/die p. o. oder als Kurzinfusion; bei lebensbedrohlicher Infektion bis 12 mg/kg/die i. v. Dosierungsintervalle (nach Alter): <2 Wochen 72 h; 2–4 Wochen 48 h; >4 Wochen tgl. Gabe

Bei Niereninsuffizienz (Erwachsene):

GFR*	Max. Dos. (g)	DI (h)
>50	200–400	24
11–50	100–200	24
Dialyse	200–400	Nach jeder Dialyse

Bei Niereninsuffizienz (Kinder):

GFR*	Dosis (% der Normaldosis)
40	50 (1 Einzeldosis)
20	80 alle 48 h
10	100 alle 72 h
Anurie	100 n. HD

* Berechnung der GFR nach Cockroft-Gault s. Umschlaginnenseite.

- **Nebenwirkungen**

Gastrointestinale Symptome, Exantheme, ZNS-Symptome (Schwindel, Krämpfe u. a.), selten Leberfunktionsstörungen, Leukozytopenie, Thrombozytopenie

- **Kontraindikationen**

Schwangerschaft und Stillzeit, schwere Leberfunktionsstörung, Therapie mit Terfenadin und Cisaprid

- **Bemerkungen**

Bei Kindern unter 16 Jahren soll Fluconazol nur angewendet werden, wenn der behandelnde Arzt dies für erforderlich hält. Selektion resistenter Candida-Spezies vorzugsweise bei AIDS-Patienten unter kontinuierlicher Langzeitanwendung. Gute Resorption bei oraler Gabe (Magensaft-pH-unabhängig). Sehr gute Liquorgängigkeit, daher gut geeignet zur Suppressionstherapie der Kryptokokkose bei AIDS-Patienten (für die Primärtherapie der Kryptokokkenmeningitis ist Amphotericin B in Kombination mit Flucytosin besser, aber mit multiplen Medikamenteninteraktionen assoziiert).

10.40 **Flucytosin – Ancotil®**

- **Spektrum**

Gute bis sehr gute Wirksamkeit bei den meisten Candidaarten, Cryptococcus neoformans, gut wirksam bei einem Teil der Aspergillusarten (besonders Aspergillus fumigatus) und auf Erreger der Chromoblastomykose, nicht wirksam u. a. bei Histoplasma und Blastomyces

■ **Dosierungen**

— Erwachsene und Kinder	150–200 (max. 300) mg/kg/die i. v. in 4 Dosen als Infusion in 1 %-Konzentration, 50 mg/l als Peritonealspülung
— Früh- und Neugeborene	60–80 mg/kg/die i. v. verteilt auf 2 Dosen

Bei Niereninsuffizienz (Erwachsene):

GFR*	Max. Dos. (mg/kg)	DI (h)
>40	(25–)50	6
20–40	(25–)50	12
10–20	(25–)50	24
<10	50	>24

Bei Anurie Initialdosis von 50 mg/kg erst nach nächster Dialyse wiederholen. Die durchschnittliche Serumkonzentration soll 25–40 µg/ml betragen.

Bei Niereninsuffizienz (Kinder):

GFR*	Dosis (% der Normaldosis)
40	50 (2 Einzeldosen)
20	25 (1 Einzeldosis)
10	20 (1 Einzeldosis)
Anurie	100 nach HD

* Berechnung der GFR nach Cockroft-Gault s. Umschlaginnenseite.

■ **Nebenwirkungen**

Reversible Blutbildungsstörungen (Leukopenie, Thrombopenie, Anämie), irreversible Knochenmarksschädigung (in Verbindung mit Immunsuppressiva), vorübergehender Transaminasenanstieg, selten gastrointestinale Symptome, ZNS-Symptome (z. B. Schwindel, Halluzinationen u. a.), Photosensibilisierung

■ **Kontraindikationen**

Schwangerschaft, Neugeborene

■ **Bemerkungen**

Primäre Resistenzen sind mit weniger als 5 % bei Candida-Spezies sehr selten anzutreffen mit Ausnahme von Candida krusei. Die Kombination Flucytosin/Amphotericin B (Dosierung ▶ Kap. 10.4, S. 48) wirkt synergistisch und reduziert Resistenzentwicklungen. Flucytosin nicht prophylaktisch anwenden (Resistenzentwicklung!). Vorsicht bei Niereninsuffizienz, Leberschäden sowie bei schon bestehender Knochenmarkdepression.

10.41 Fosfomycin – Infectofos®

■ **Spektrum**

Staphylokokken, Streptokokken, Gonokokken, E. faecalis, H. influenzae, E. coli, Proteus mirabilis, Salmonellen, Shigellen, z. T. Ps. aeruginosa und Serratia marcescens

■ **Dosierungen**

▬ Erwachsene und Jugendliche	6–16 g i. v. verteilt auf 2–3 Dosen. Bei schweren Infektionen 4 × 5 g/die i. v.
▬ Kinder 1–12 Jahre	100–200 (max. 300) mg/kg/die i. v. in 3 Dosen
▬ Säuglinge	200–250 mg/kg/die i. v. in 3 Dosen
▬ Früh- und Neugeborene	100 mg/kg/die i. v. in 2 Dosen

Bei Niereninsuffizienz:
Erwachsene, beabsichtigte Normdosis 3 × 5 g oder 2 × 8 g

GFR*	Max. Dos. (g)	DI (h)
45	3	6
18	3	8
8	3	12
2	1,5	12
0,5	1,5	24

Erwachsene, beabsichtigte Normdosis 3 × 3 g

GFR*	Max. Dos. (g)	DI (h)
45	3	12
18	1,5	8
8	1,5	12
2	1,5	24
0,5	1,0	24

Erwachsene, beabsichtigte Normdosis 3 × 2 g

GFR*	Max. Dos. (g)	DI (h)
45	2	12
18	1	8
8	1	12
2	1	24
0,5	1	36

Bei Niereninsuffizienz (Kinder):

GFR*	Dosis (% der Normaldosis)
40	50 (3 Einzeldosen)
20	30 (2 Einzeldosen)
10	20 (2 Einzeldosen)
Anurie	10 (1 Einzeldosis)

* Berechnung der GFR nach Cockroft-Gault s. Umschlaginnenseite.

■ Nebenwirkungen

Gastrointestinale Beschwerden, passagere Erhöhung der Leberenzyme, Exanthem, Phlebitis, Dyspnoe, Kopfschmerz und Geschmacksirritationen

■ Kontraindikationen

Überempfindlichkeit gegen Fosfomycin oder Bernsteinsäure

■ Bemerkungen

Wirkmechanismus mit keinem anderen Antibiotikum verwandt. Wegen einer möglichen Resistenzentwicklung unter Therapie sollte Fosfomycin nur in Kombination eingesetzt werden. Serumelektrolyte kontrollieren, da relativ hohe Natriumbelastung (1 g Fosfomycin entspricht 14,5 mmol Natrium). Die orale Darreichungsform des Fosfomycins (Fosfomycin-Trometamol; Monuril®) ist ausschließlich für die Therapie der unkomplizierten Zystitis zugelassen, zur Behandlung systemischer Infektionen werden keine ausreichenden Gewebespiegel erreicht.

10.42 **Gentamicin – Refobacin**®

■   **Spektrum**

Grampositive Keime (Staphylokokken, nicht: Pneumokokken, Streptokokken, Enterokokken), gramnegative Keime

■   **Dosierungen**

▬ Erwachsene	3–6 mg/kg/die i. m., i. v. verteilt auf 1–3 Dosen (30–60 min Kurzinfusion)
▬ Kinder >1. Lebens-monat	4,5–7,5 mg/kg/die i. m., i. v. verteilt auf 3 Dosen
▬ Neugeborene	4–7 mg/kg/die i. m., i. v. verteilt auf 1(–2) Dosen (auch bei Körpergewicht unter 1200 g)

Bei Niereninsuffizienz (Erwachsene):

GFR*	Max. Dos. (g)	DI (h)
120	0,12	8
45	0,12	12
18	0,04	12
8	0,04	24
2	0,02	24[1]
0,5	0,02	24[1, 2]

Bei Niereninsuffizienz (Kinder):

GFR*	Dosis (% der Normaldosis)
40	60 (2 Einzeldosen)
20	20 (2 Einzeldosen); LD 2–3 mg/kg
10	10 (1 Einzeldosis); LD 2 mg/kg
Anurie	5 (1 Einzeldosis) bzw. 15 n. HD; LD 1–2 mg/kg

[1] in lebensbedrohlichen Fällen Initialdosis von 100 mg.
[2] 2–3 Häodialysen/Woche werden in diesen Fällen für erforderlich gehalten. 1 Normaldosis initial.
* Berechnung der GFR nach Cockroft-Gault s. Umschlaginnenseite.

- **Nebenwirkungen**

Ototoxizität und Nephrotoxizität, besonders, wenn Spitzenspiegel >10 µg/ml bzw. Talspiegel >2 µg/ml, bei vorangegangener Aminoglykosidtherapie und gleichzeitiger Gabe von Furosemid oder Etacrynsäure. Neuromuskuläre Blockade, Exanthem

- **Kontraindikationen**

Parenterale Gabe im 1. Trimenon der Schwangerschaft, ab 4. Schwangerschaftsmonat nur bei vitaler Indikation

- **Bemerkungen**

Aminoglykosidlösungen nicht mit Penicillinen oder Cephalosporinen mischen (Inaktivierung der Aminoglykoside).

10.43 Imipenem/Cilastatin – Zienam®

- **Spektrum**

Sehr gute In-vitro-Aktivität gegen grampositive (nicht oxacillin-resistente S. aureus und E. faecium) und gramnegative Keime (mäßig gegen Pseudomonas-Spezies), einschließlich Anaerobier, nicht Stenotrophomonas maltophilia

- **Dosierungen**

— Erwachsene	3–4 × 0,5–1,0 g i. v.
— Kinder >3. Lebens-monat	60 mg/kg/die i. v. verteilt auf 3(–4) Dosen (max. 2 g/die)
— Säuglinge	50 mg/kg/die i. v. in 2–3 Dosen

Bei Niereninsuffizienz (Erwachsene):

GFR*	Einzeldosis (g)	DI (h)
>70	0,5–1	6–8
41–70	0,25–0,75	6–8
21–40	0,25–0,5	6–8
6–20	0.25–0,5	12
<6	Wie 6–20, falls Hämodialyse innerhalb 48 h möglich	

Bei Niereninsuffizienz (Kinder):

GFR*	Dosis (% der Normaldosis)
40	75 (3 Einzeldosen)
20	50 (2 Einzeldosen)
10	25 (2 Einzeldosen)
Anurie	15 (1 Einzeldosis)

* Berechnung der GFR nach Cockroft-Gault s. Umschlaginnenseite.

■ Nebenwirkungen

Blutbildveränderungen, Exantheme, Thrombozytose, Eosinophilie, Leukopenie, Anstieg der Transaminasen u. alk. Phosphatase, gastrointestinale Beschwerden, Schwindel, Krämpfe (!), Verlängerung der Prothrombinzeit, pos. Coombs-Test

■ Kontraindikationen

Imipenem-/Cilastatinallergie; Vorsicht bei Allergie gegen andere β-Lactam-Antibiotika

■ Bemerkungen

Bei schweren Infektionen Kombination mit einem Aminoglykosid. In-vitro-Antagonismus bei Kombination mit Cephalosporinen oder Breitspektrum-Penicillinen. Für Säuglinge <3 Monate nicht zugelassen, bei fehlendem Ansprechen auf andere Antibiotika Versuch mit 40 mg/kg/die i. v. verteilt auf 2 Dosen.

10.44 Isoniazid (INH) – Isozid®

■ Spektrum

M. tuberculosis, M. kansasii

■ Dosierungen

— Erwachsene   5 mg/kg/die, max. 300 mg/die in einer Dosis p. o. bzw. i. v.
— Kinder

0– 5 Jahre	10–9 mg/kg 8–7 mg/kg
6– 9 Jahre	7–6 mg/kg
10–14 Jahre	6–5 mg/kg
15–18 Jahre	max. 300 mg/die

Bei Niereninsuffizienz (Erwachsene und Kinder):

INH wird unabhängig von der Nierenfunktion aus dem Serum eliminiert, d. h. die biologische Halbwertszeit ist auch bei anurischen Patienten nicht verlängert. Auch bei Einschränkung der Nierenfunktion wird eine Tagesdosis von 5 mg/kg Körpergewicht verabreicht.

■ **Nebenwirkungen**

Periphere Neuropathie, selten Krämpfe, Neuritis nervi optici, Enzephalopathie, Psychosen, häufig Hepatitis (mit zunehmendem Lebensalter häufiger, durchschnittl. ca. 1–2 %), Fieber, allergische Hauterscheinungen, Leukopenie

■ **Kontraindikationen**

Akute Hepatitis, Psychosen, Epilepsie, Alkoholabhängigkeit, Gerinnungsstörungen, periphere Neuritis

■ **Bemerkungen**

Überwachung der Leberfunktion (Transaminasen), Anstieg bei 20–30 % der Patienten. Absetzen von INH, wenn Transaminasen >100–150 U/l.

10.45 Itraconazol – Sempera®

■ **Spektrum**

Breites Wirkspektrum gegen viele Pilzarten, sehr gut wirksam gegen Aspergillusarten

■ **Dosierungen**

— Erwachsene   1–2 × 200 mg p. o. mit einer Mahlzeit, schwere
                      Infektion: Loading dose von 3 × 200 mg p. o. für
                      4 Tage, dann
                      2 × 200 mg p. o.
                      2 × 200 mg i. v. für 2 Tage, dann
                      1 × 200 mg i. v.

Bei Niereninsuffizienz:
Eine Dosisreduzierung ist bei verschiedenen Graden der Niereninsuffizienz nicht erforderlich. Auch bei Dialysepatienten braucht keine Dosisänderung zu erfolgen.

▪ Nebenwirkungen

Übelkeit, Erbrechen, Schmerzen, Schwindel, Exanthem, Allergien, Transaminasenanstieg, Hypokaliämie. Bei hoher Dosierung (600 mg/die) Hypertension, schwere Hypokaliämie, Nebennierenrindeninsuffizienz

▪ Kontraindikationen

Schwangerschaft und Stillperiode, Kinder und Jugendliche

▪ Bemerkungen

Gut verträgliches Azolderivat mit breitem antimykotischem Wirkspektrum. Schlechte Penetration in den Liquor. Itraconazol verlangsamt die Ausscheidung von Cyclosporin, Digoxin, Phenytoin und Warfarin, die Metabolisierung durch INH, Rifampicin, Phenobarbital, Carbamazepin und Phenytoin wird dagegen beschleunigt.

10.46 **Levofloxacin – Tavanic**®

▪ Spektrum

Nahezu alle grampositiven und gramnegativen Erreger, einschließlich Pneumokokken, Streptokokken, E. faecalis, Staphylokokken, Chlamydien, Mycoplasma pneumoniae, Legionellen, H. influenzae, Ps. aeruginosa; nur mäßig wirksam gegen Anaerobier

■ Dosierungen

— Erwachsene   1–2 × 250–500 mg p. o., i. v.

Bei Niereninsuffizienz (Erwachsene):

GFR* 50–20 ml/min: Normaldosis am 1. Tag, danach halbierte Einzeldosis;

GFR* <20 ml/min: Normaldosis am 1. Tag, dann $^1/_2$ der Erstdosis als Erhaltungsdosis

* Berechnung der GFR nach Cockroft-Gault s. Umschlaginnenseite.

■ Nebenwirkungen

Gastrointestinale Beschwerden, Kopfschmerzen, Benommenheit, Schwindel, Schläfrigkeit, Photosensibilisierung, Tendinitis, Transaminasenanstieg

■ Kontraindikationen

Schwangerschaft und Stillperiode, Epilepsie, Sehnenbeschwerden nach früherer Anwendung von Fluorochinolonen, Kinder und Heranwachsende, Überempfindlichkeit gegen Levofloxacin oder anderes Chinolon

■ Bemerkungen

Keine klinisch relevanten Wechselwirkungen mit Theophyllin; Vorsicht bei gleichzeitiger Einnahme von Medikamenten, die die Krampfschwelle herabsetzen.

10.47 Linezolid – Zyvoxid®

■ Spektrum

Staphylokokken (einschl. MRSA, MRSE und GISA), Streptokokken (einschl. penicillinresistente Pneumokokken), Enterokokken (einschl. VRE) u. a. grampositive Erreger

■ Dosierungen

— Erwachsene   2 × 600 mg p. o., i. v.

Bei Niereninsuffizienz:

Bei Niereninsuffizienz keine Dosisanpassung erforderlich

■   **Nebenwirkungen**

Vorwiegend gastrointestinale Nebenwirkungen (Übelkeit, Diarrhoe) und Kopfschmerzen in schwacher bis mittelgradiger Aus-
prägung, Candidiasis, Pilzinfektionen, Geschmacksstörungen
(metallischer Geschmack); in einzelnen Fällen reversible Neutropenie, Anämie, Thrombozytopenie; periphere und/oder op-
tische Neuropathie, Laktatazidose

■   **Kontraindikationen**

Überempfindlichkeit gegen Linezolid oder einen der Inhalts-
stoffe, Einnahme von MAO-Hemmern A oder B bzw. innerhalb
von 2 Wochen nach Einnahme entsprechender Präparate; un-
kontrollierte Hypertonie, Phäochromozytom, Karzinoid, Thy-
reotoxikose, bipolare Depression, schizoaffektive Störung, akute
Verwirrtheitszustände; Einnahme von Serotoninwiederaufnah-
mehemmern, trizyklischen Antidepressiva, Sympathomimetika

■   **Bemerkungen**

Neuartiger Wirkmechanismus, vollständige Bioverfügbarkeit
nach oraler Applikation, wöchentliche Blutbildkontrollen v. a.
bei prädisponierten Patienten für Anämie und Thrombozytopenie. Keine Kreuzresistenz zu anderen Antibiotika. Bislang wenig
Erfahrung bei Langzeittherapie >4 Wochen.

10.48 **Meropenem – Meronem**®

■   **Spektrum**

Sehr gute In-vitro-Aktivität gegen grampositive (nicht oxacillinresistente S. aureus und E. faecium) und gramnegative Keime
einschl. Pseudomonas-Spezies (nicht Stenotrophomonas maltophilia); bessere In-vitro-Aktivität als Imipenem/Cilastatin

■ Dosierungen

— Erwachsene und   3 × 0,5–1 g i. v.
  Kinder >12 Jahre   bei Meningitis: 3 × 2 g
— Kinder (>3 Monate   30–60 mg/kg/die i. v. verteilt auf 3 Dosen
  bis 12 Jahre)   bei Meningitis: 3 × 40 mg/kg

Bei Niereninsuffizienz (Erwachsene):
Bei einer GFR* von 50–26 ml/min 0,5–1 g alle 12 h, bei einer GFR* von 25–10 ml/min 0,25–0,5 g alle 12 h, bei einer GFR* <10 ml/min 0,25–0,5 g alle 24 h

Bei Niereninsuffizienz (Kinder):

GFR*	Dosis (% der Normaldosis)
40	70 (2 Einzeldosen)
20	40 (2 Einzeldosen)
10	20 (1 Einzeldosis)
Anurie	15 (1 Einzeldosis)

* Berechnung der GFR nach Cockroft-Gault s. Umschlaginnenseite.

■ Nebenwirkungen

Gastrointestinale Beschwerden, Allergien, lokale Reaktionen, Exanthem, Transaminasenanstieg, Blutbildveränderungen, Kopfschmerzen

■ Kontraindikationen

Überempfindlichkeit

■ Bemerkungen

Monosubstanz, zusätzliche Verwendung von Cilastatin nicht notwendig. Bei bekannter anaphylactischer Reaktion auf Penicilline nicht anwenden.

10.49 **Metronidazol – Clont®, Flagyl®**

■ Spektrum

Anaerobier (Bacteroides fragilis, Clostridien und anaerobe Kokken), Trichomonaden, Lamblien, Amöben

■ Dosierungen

▬ Erwachsene	2–3 × 400 mg p. o.
	2–3 × 500 mg i. v.
▬ Kinder	20–30 mg/kg/die i. v. verteilt auf 2 Dosen
	20–30 mg/kg/die p. o. verteilt auf 2–3 Dosen

Bei Niereninsuffizienz (Erwachsene):

Es kommt zu keiner signifikanten Verlängerung der Halbwertszeit. Bei Serumkreatinin 10 mg% und bei GFR* <10 ml/min sollte jedoch nur 1 Einzeldosis (400 mg p. o.; 500 mg i. v.) alle 12 h gegeben werden. Die Behandlungsdauer sollte 10 Tage nicht überschreiten.

Bei Niereninsuffizienz (Kinder):

GFR*	Dosis (% der Normaldosis)
40	100 (3 Einzeldosen)
20	100 (3 Einzeldosen)
10	50 (2 Einzeldosen)
Anurie	50 (2 Einzeldosen)

* Berechnung der GFR nach Cockroft-Gault s. Umschlaginnenseite.

■ Nebenwirkungen

Gastrointestinale Nebenwirkungen, Geschmackssensationen, Neuropathie, Leukopenie, Kopfschmerzen, Ataxie; Transaminasenerhöhung, Alkoholunverträglichkeit

■ Kontraindikationen

Überempfindlichkeit gegen Metronidazol; im 1. Trimenon der Schwangerschaft nur bei vitaler Indikation (2. und 3. Trimenon nach Nutzen-Risiko-Abwägung)

■ Bemerkungen

Bei schwerer Leberinsuffizienz: Nutzen-Risiko-Abwägung; hoher Na-Gehalt der i. v.-Lösung.

10.50 **Micafungin – Mycamine®**

■ Spektrum

Candida-Spezies (C. albicans, C. glabrata, C. guilliermondii, C. krusei, C. parapsilosis und C. tropicalis) einschließlich Azol- und Amphotericin B-resistenter Spezies, Aspergillus-Spezies. Wegen der noch ausstehenden Etablierung der In-vitro-Testung und der Festlegung von Grenzwerten ist eine Bewertung der Empfindlichkeit anderer pathogener Pilze aufgrund der bisher publizierten In-vitro Daten noch nicht möglich.

■ Dosierungen

— Erwachsene — Candidämie, disseminierte Candidose, Candida-Peritonitis und -Abszess: 100 mg/die i. v. Invasive Candida-Infektion: 100 mg/die i. v. (<40 kg 2 mg/kg/die). Dosisverdopplung bei invasiver Candidose zugelassen. Bei Endokarditis und anderen kardiovaskulären Infektionen kann die Dosis bis 150 mg/die i. v erhöht werden. Ösophageale Candidose: 100 mg/die i. v. Prophylaxe 50 mg/die i. v. (<40kg 1 mg/kg/die). Keine LD erforderlich. Infusion über 1 h

— Kinder und Jugendliche (>40 kg) — 100 mg/d i. v.

— Kinder (<40 kg) — 2 mg/kg/d i. v.

■ Nebenwirkungen

Übelkeit, Erbrechen, Diarrhoe, Fieber, Kopfschmerzen, Hypokaliämie, Thrombozytopenie, Hämolyse, hämolytische Anämie, Hämoglobinurie, Histamin-vermittelte Symptome (z. B. Ausschlag, Juckreiz, Gesichtsschwellung, Vasodilatation), Hypersensitivitätsreaktionen, Anaphylaxie und anaphylaktische Reaktionen (einschließlich Schock), abnormale Leberfunktionswerte, Nierenversagen

- **Kontraindikationen**

Hypersensitivität gegenüber Micafungin, anderen Komponenten des Medikaments oder anderen Echinocandinen

- **Bemerkungen**

Bei eingeschränkter Nierenfunktion keine Dosisanpassung erforderlich. Keine Dialysierbarkeit. Keine zusätzliche Dosis nach Hämodialyse. Keine Dosisanpassung bei Patienten mit mittelgradiger Leberinsuffizienz. Nur nach Nutzen-Risiko-Abschätzung in der Schwangerschaft und Stillzeit. Bei Komedikation mit Sirolimus, Itraconazol oder Nifedipin ist deren Dosierung ggf. zu reduzieren.

10.51 **Minocyclin – Minocyclin**®

- **Spektrum**

Grampositive, gramnegative Erreger, Mykoplasmen, Chlamydien, Borrelien, Coxiella burnetii, nicht: Proteus-Spezies, Ps. aeruginosa, Nocardia asteroides; relativ häufig Resistenzen bei Pneumokokken, Streptokokken, Staphylokokken und gramnegativen Keimen

- **Dosierungen**

— Erwachsene	initial 200 mg, dann 12-stdl. 100 mg p. o.
— Kinder >8. Lebensjahr	initial 4 mg/kg, dann 12-stdl. 2 mg/kg p. o.

Bei Niereninsuffizienz (Erwachsene und Kinder):
Bei Minocyclin ist eine Dosisreduktion bei Patienten mit Niereninsuffizienz nicht erforderlich. Eine Herabsetzung der Dosis von Minocyclin sollte höchstens bei extremer Niereninsuffizienz in Betracht gezogen werden.

■ **Nebenwirkungen**

Gastrointestinale Nebenwirkungen, Exantheme, phototoxische Reaktionen, selten Anaphylaxie, Zahnverfärbung, Hepatotoxizität, Pseudotumor cerebri, negative Stickstoffbilanz (Harnstoff-N-Anstieg), relativ häufig vestibuläre Nebenerscheinungen (Schwindel, Ataxie 5–7 %, häufiger bei Frauen, höhere Blutspiegel als bei Männern)

■ **Kontraindikationen**

Schwangerschaft, bei Kindern

10.52 **Moxifloxacin – Avalox**®

■ **Spektrum**

Nahezu alle grampositiven und gramnegativen Erreger und Anaerobier; besonders hohe Wirksamkeit gegen Atemwegserreger (Pneumokokken, H. influenzae, Moraxellen, Chlamydien, Mykoplasmen, Legionellen); schwache Wirksamkeit gegen Ps. aeruginosa

■ **Dosierungen**

— Erwachsene   1 × 400 mg p. o., i. v.

Bei Niereninsuffizienz:
Keine Dosisanpassung notwendig

■ **Nebenwirkungen**

Gastrointestinale Beschwerden, Benommenheit, QT-Streckenverlängerung bei Patienten mit bestehender Hypokaliämie oder Hypokalzämie, Geschmacksstörungen, Anstieg von Leberwerten

■ **Kontraindikationen**

Schwangerschaft und Stillperiode, Kinder und Heranwachsende, QT-Intervallverlängerung, symptomatische Herzrhythmusstörungen in der Vorgeschichte; mangels pharmakokinetischer Daten kontraindiziert bei eingeschränkter Leberfunktion, fulminante Hepatitis, Exanthem, Stevens-Johnson-Syndrom

■ **Bemerkungen**

Keine Wechselwirkungen mit Theophyllin, keine Photosensibilisierung, geringes Resistenzrisiko

10.53 **Nitrofurantoin – Furadantin®, Nifurantin®**

■ **Spektrum**

Staphylokokken, Streptokokken, Enterokokken, E. coli, Klebsiellen, Enterobacter

■ **Dosierungen**

— Erwachsene   2–3 × 100 mg p. o.

Bei Niereninsuffizienz:

► Kontraindikationen

■ **Nebenwirkungen**

Übelkeit, Erbrechen, Lungeninfiltrationen, allergisches Lungenödem, Photosensibilisierung, Neuropathie, Kopfschmerzen, Schwindel, selten Leukopenie, Anämie, Allergie

■ **Kontraindikationen**

Eingeschränkte Nierenfunktion (GFR <50 ml/min), Schwangerschaft und Neugeborene bis zum 2. Lebensmonat

■ **Bemerkungen**

Bei schweren Lebererkrankungen sollten andere Antibiotika eingesetzt werden.

10.54 **Norfloxacin – Barazan**®

■ Spektrum

Nahezu alle grampositiven und gramnegativen Erreger von Harnwegsinfektionen und akuter bakterieller Gastroenteritis

■ Dosierungen

— Erwachsene   2 × 400 mg p. o.

Bei Niereninsuffizienz:

Bei einer GFR* von <30 ml/min entsprechend den Serum-Kreatininwerten zwischen 2,5 und 5 mg% beträgt die Dosis 400 mg 1 × täglich.

* Berechnung der GFR nach Cockroft-Gault s. Umschlaginnenseite.

■ Nebenwirkungen

Appetitlosigkeit, Übelkeit, Durchfall, Allergie, Schwindel, Kopfschmerzen, Tendinitis, Verschlechterung einer Myasthenia gravis; sehr selten Leukopenie, Eosinophilie, Anstieg von Transaminasen, alkal. Phosphatase und Kreatinin

■ Kontraindikationen

Schwangerschaft und Stillperiode, Epilepsie, Kinder und Heranwachsende

■ Bemerkungen

Im Vergleich zu anderen Antibiotika überdurchschnittlich hohe Resistenzentwicklung bei Pseudomonas und Staphylokokken. Dosisreduktion bei schweren Lebererkrankungen.

10.55 **Nystatin – Moronal**®

■ Spektrum

Candidaarten, Blastomycesarten, Coccidioides immitis, Cryptococcus neoformans, Histoplasma capsulatum und Aspergillusarten, unwirksam bei Dermatophyten und Aktinomyceten

- **Dosierungen**

— Erwachsene und   1,5–3 Mio I. E./die p. o. verteilt auf 3 Dosen
  Kinder
— Säuglinge   0,5–1 Mio I. E./die p. o. verteilt auf 3 Dosen
Bei Niereninsuffizienz (Erwachsene und Kinder):
Keine Dosisreduktion erforderlich
* Berechnung der GFR nach Cockroft-Gault s. Umschlaginnenseite.

- **Nebenwirkungen**

Sehr selten, bei hoher oraler Dosierung Brechreiz, Erbrechen, dünne Stühle, Überempfindlichkeitsreaktionen

- **Bemerkungen**

Antimykotikum zur Therapie und Prophylaxe intestinaler Hefemykosen; praktisch keine Resorption

10.56 **Ofloxacin – Tarivid**®

- **Spektrum**

Nahezu alle grampositiven u. gramnegativen Erreger einschließlich H. influenzae, Salmonellen, Shigellen, Yersinia, Campylobacter, Neisserien, Legionellen, nicht Anaerobier. Nur geringe Wirksamkeit gegen Ps. aeruginosa, Acinetobacter, Serratien, Enterokokken, Streptokokken, Pneumokokken

- **Dosierungen**

— Erwachsene   2 × 100–200 mg p. o., i. v.; bei schweren
                      Infektionen: 2 × 200–400 mg p. o., i. v.

Bei Niereninsuffizienz:

GFR* ml/min	Erhaltungsdosis mg/d
50–20	100–200
<20	100
Hämo- oder Peritonealdialyse	100

* Berechnung der GFR nach Cockroft-Gault s. Umschlaginnenseite.

- **Nebenwirkungen**

Appetitlosigkeit, Übelkeit, Durchfall, Allergie, Schwindel, Kopfschmerzen, Hautveränderungen, ZNS-Störungen, Psychosen, Arthralgien und Tendopathien, sehr selten Leukopenie, Eosinophilie, Anstieg von Transaminasen, alkal. Phosphatase und Kreatinin

- **Kontraindikationen**

Schwangerschaft und Stillperiode, ZNS-Erkrankungen (v. a. Epilepsie), Kinder und Heranwachsende

- **Bemerkungen**

Bei Kindern und Jugendlichen nur bei vitaler Indikation. Cave! Resistenzentwicklung besonders bei Pseudomonas und Staphylokokken. Dosisreduktion bei schweren Lebererkrankungen.

10.57 Oxacillin – InfectoStaph®

- **Spektrum**

Methicillin (Oxacillin)-empfindliche Staphylokokken

- **Dosierungen**

— Erwachsene	4 × 1(–2) g i. v. (max. 12 g/die)
— Kinder 1–6 Jahre	1–2 g/die i. v. verteilt auf 4 Dosen
— Säuglinge >3 Monate	80 mg/kg/die i. v. verteilt auf 4 Dosen
— Säuglinge	60 mg/kg/die i. v. verteilt auf 3 Dosen
— Neu- und Frühgeborene	40 mg/kg/die i. v. verteilt auf 2 Dosen

Bei Niereninsuffizienz (Erwachsene):

Bei einer GFR* <10 ml/min sollte eine Tagesdosis von 4 × 1 g (bzw. 6 × 1 g bei Endokarditis) nicht überschritten werden

Bei Niereninsuffizienz (Kinder):

GFR*	Dosis (% der Normaldosis)
40	100 (4 Einzeldosen)
20	75 (4 Einzeldosen)
10	60 (3 Einzeldosen)
Anurie	30 (1 Einzeldosis)

* Berechnung der GFR nach Cockroft-Gault s. Umschlaginnenseite.

■ Nebenwirkungen

Durchfall, Fieber, Exanthem, Transaminasenanstieg, Hb-Abfall, Leukopenie. Selten interstitielle Nephritis (Hämaturie), Eosinophilie, zerebrale Krämpfe bei sehr hoher Dosierung.

■ Kontraindikationen

Penicillinallergie

■ Bemerkungen

Mittel der Wahl bei MSSA. Dosisreduktion bei eingeschränkter Leberfunktion.

10.58 Penicillin G – Diverse Präparate, Penicillin-Grünenthal®

■ Spektrum

Insbesondere bei Meningokokken, Pneumokokken, Streptokokken, Gonokokken (Penicillinresistenz bei Pneumokokken ▶ Kap. 11.9, S. 139)

■ Dosierungen

— Erwachsene und Kinder >12 Jahre	niedrige Dosis: 4 × 0,6–1,2 Mio I. E. i. v. hohe Dosis: 6 × 4 Mio I. E. i. v. (max. 60 Mio I. E./die) (z. B. Meningitis)
— Kinder >1. Lebensjahr	50.000–500.000 I. E./kg/die i. m., i. v. verteilt auf 4–6 Dosen
— Neugeborene >4. Lebenswoche	50.000–1 Mio I. E./kg/die i. m., i. v. verteilt auf 3–4 Dosen
— Neugeborene	50.000–100.000 I. E./kg/die i. m., i. v. verteilt auf 2 Dosen

Bei Niereninsuffizienz (Erwachsene):

GFR*	Max. Dos.(Mio I. E.)	DI (h)
120	5	6
45	5	8
18	4	8
8	5	12
2	3	12
0,5	2	12^1

Bei Niereninsuffizienz (Kinder):

GFR*	Dosis (% der Normaldosis)
40	75 (3 Einzeldosen)
20	60 (3 Einzeldosen)
10	50 (2 Einzeldosen)
Anurie	20 (2 Einzeldosen) bzw.
	30 n. HD

[1] 2–3 Häodialysen/Woche werden in diesen Fällen als erforderlich vorausgesetzt. 1 Normaldosis initial.

* Berechnung der GFR nach Cockroft-Gault s. Umschlaginnenseite.

- **Nebenwirkungen**

Medikamentenfieber, Exantheme, hämolytische Anämie, Blutbildveränderungen, Anaphylaxie (0,004–0,015 %), Krämpfe (nur bei hohen Dosen und schneller i. v.-Injektion, z. B. 5 Mio I. E. pro 5 min), selten interstitielle Nephritis

- **Kontraindikationen**

Penicillinallergie

- **Bemerkungen**

Der Natrium- und Kaliumgehalt von Penicillin G ist bei schwerer Herz- oder Niereninsuffizienz zu beachten. Aktuelle Pneumokokkenresistenz in Deutschland: ▶ Kap. 11.9, S. 140. Zur Umrechnung: 1 Mio I. E. = 600 mg.

10.59 Penicillin V – Isocillin®, Megacillin oral® u. a.

▪ Spektrum

Insbesondere gegen Meningokokken, Pneumokokken, Streptokokken, Gonokokken (Penicillinresistenz bei Pneumokokken ► Kap. 11.9, S. 139)

▪ Dosierungen

▬ Erwachsene und Kinder >12 Jahre	3(–4) × 0,5–1,5 Mio I. E. p. o.
▬ Kinder >4 Monate	40.000–60.000 (max. 160.000) I. E./kg/die p. o. verteilt auf 3–4 Dosen
▬ Kinder	40.000–60.000 I. E./kg/die p. o. verteilt auf 3 Dosen

Bei Niereninsuffizienz (Erwachsene):

Bis zu einer GFR* von 30–15 ml/min keine Dosisreduktion bei einem Dosierungsintervall von 8 h; bei Anurie Verlängerung des Intervalls auf 12 h

Bei Niereninsuffizienz (Kinder):

GFR*	Dosis (% der Normaldosis)
40	100 (3 Einzeldosen)
20	100 (3 Einzeldosen)
10	50 (2 Einzeldosen)
Anurie	50 n. HD

* Berechnung der GFR nach Cockroft-Gault s. Umschlaginnenseite.

▪ Nebenwirkungen

Medikamentenfieber, Exanthem, gastrointestinale Beschwerden, hämolytische Anämie, Anaphylaxie (0,004–0,015 %)

▪ Kontraindikationen

Penicillinallergie

▪ Bemerkungen

Aktuelle Pneumokokkenresistenz in Deutschland (► Kap. 11.9, S. 140). Ein weiteres Phenoxypenicillinderivat im Handel ist Propicillin (Baycillin®). Umrechnung: 0,7 g Propicillin=1 Mio I. E.

10.60 **Piperacillin – Piperacillin-ratiopharm**®

■ **Spektrum**

Speziell Pseudomonas, Proteus, E. coli. Wirksam z. T. gegen Klebsiella, Enterobacter, Citrobacter, Bacteroides. Nicht S. aureus (!)

■ **Dosierungen**

— Erwachsene   3–4 × 2–4 g i. v.
— Kinder >1 Monat   100–300 mg/kg/die i. v. verteilt auf 2–4 Dosen
— Neugeborene   150–300 mg/kg/die i. v. verteilt auf 3 Dosen

Bei Niereninsuffizienz (Erwachsene):

GFR*	Max. Dos. (g)	DI (h)
120	4	6
45	4	8
18	4	8
8	4	12
2	4	12
0,5	2	8[1]

Bei Niereninsuffizienz (Kinder):

GFR*	Dosis (% der Normaldosis)
40	60 (3 Einzeldosen)
20	40 (3 Einzeldosen)
10	25 (2 Einzeldosen)
Anurie	15 (1 Einzeldosis)

[1] 2–3 Häodialysen/Woche werden in diesen Fällen als erforderlich vorausgesetzt. 1 Normaldosis initial.

* Berechnung der GFR nach Cockroft-Gault s. Umschlaginnenseite.

■ **Nebenwirkungen**

Gastrointestinale Symptome; Exanthem, Fieber, selten Transaminasenerhöhung, interstitielle Nephritis, Blutbildveränderungen

■ **Kontraindikationen**

Penicillinallergie

- **Bemerkungen**

Penicillin der Wahl bei Pseudomonasinfektionen. Piperacillin enthält 2,09 mmol/g Natrium.

10.61 Piperacillin/Tazobactam – Tazobac®

- **Spektrum**

Grampositive (nicht oxacillinresistente Staphylokokken u. E. faecium) und gramnegative Keime, speziell Pseudomonas, Proteus, E. coli, vor allem β-Laktamasebildner und Anaerobier

- **Dosierungen**

– Erwachsene und Kinder >12 Jahre	3 × 4,5 g i. v.
– Kinder 2–12 Jahre	<40 kg: 3 × 112,5 mg/kg
	>40 kg: wie Erwachsene

Bei Niereninsuffizienz (Erwachsene):

GFR*	Max. Dos. (g)	DI (h)
120	4,5	8
45	4,5	8
18	4,5	12
8	4,5	12
2	4,5	12
0,5	2,25	12

Bei Niereninsuffizienz (Kinder):

GFR*	Dosis (% der Normaldosis)
40	60 (3 Einzeldosen)
20	40 (3 Einzeldosen)
10	35 (3 Einzeldosen)
Anurie	33 (3 Einzeldosen)

* Berechnung der GFR nach Cockroft-Gault s. Umschlaginnenseite.

- **Nebenwirkungen**

Gastrointestinale Symptome, Exanthem, Fieber, selten Transaminasenerhöhung, interstitielle Nephritis, zerebrale Krampfneigung bei sehr hohen Spiegeln

■ Kontraindikationen

Penicillinallergie, Schwangerschaft und Stillzeit, Kinder <2 Jahre

■ Bemerkungen

Piperacillinpräparate enthalten 2,09 mmol/g Natrium.

10.62 **Posaconazol – Noxafil**®

■ Spektrum

Salvage-Therapie bei therapieresistenten Aspergillus-Spezies, Candida-Spezies und Spezies von Fusarium, Rhizomucor, Mucor und Rhizopus

■ Dosierungen

▬ Therapieresistente invasive Mykosen:	2×400 mg (10 ml)/die p. o.
▬ Oropharyngeale Candidose:	200 mg (5 ml) p. o. am 1. Tag, dann 100 mg (2,5 ml) p. o. für 13 Tage
▬ Prophylaxe invasiver Mykosen:	3×200 mg (5 ml)/die p. o. (Beginn einige Tage vor dem erwarteten Einsetzen der Neutropenie und Fortführung für 7 Tage nach Ansteigen der Neutrophilenzahl über 500 Zellen pro mm^3)

■ Nebenwirkungen

Kopfschmerzen, Übelkeit, Erbrechen, Anstieg der Leberenzyme, Hautausschlag

■ Kontraindikationen

Gleichzeitige Anwendung von Mutterkornalkaloiden. Gleichzeitige Anwendung der CYP3A4-Substrate oder von HMG-CoA-Reduktase-Inhibitoren (z. B. Simvastatin, Lovastatin und Atorvastatin).

■ **Bemerkungen**

Posaconazol sollte zu den Mahlzeiten oder bei Patienten, die keine Mahlzeit zu sich nehmen können, mit einem Nahrungsergänzungsmittel eingenommen werden, um die Resorption zu erhöhen und eine ausreichende Exposition zu gewährleisten.

10.63 Protionamid – ektebin®, PETEHA®

■ **Spektrum**

M. tuberculosis und M. kansasii

■ **Dosierungen**

— Erwachsene	10–15 mg/kg/die p. o.,
	max. 1000 mg/die in 1–2 Dosen
— Kinder	7,5–15 mg/kg p. o.,
	max. 500 mg/die

Bei Niereninsuffizienz (Erwachsene):

Es liegen noch keine Daten vor. Eine intermittierende Therapie (2–3 × 1000 mg/Woche) ist zu erwägen.

Bei Niereninsuffizienz (Kinder):

GFR*	Dosis (% der Normaldosis)
40	100
20	50
10	25 Spiegelkontrollen
Anurie	25 Spiegelkontrollen

* Berechnung der GFR nach Cockroft-Gault s. Umschlaginnenseite.

■ **Nebenwirkungen**

Magen-Darm-Störungen (bis zu 50 %), Hepatotoxizität, Neutropenie, Hypothermie, Hypoglykämie (bei Diabetikern). Selten: periphere Neuropathie, Krämpfe, Exantheme, Purpura, Stomatitis, Menstruationsstörungen

- **Kontraindikationen**

Schwangerschaft 1. Trimenon, schwerer Leberschaden, Epilepsie, Psychosen, Alkoholabhängigkeit

- **Bemerkungen**

Monatlich Transaminasen bestimmen

10.64 Pyrazinamid – Pyrafat®, Pyrazinamid®

- **Spektrum**

M. tuberculosis

- **Dosierungen**

— Erwachsene und Jugendliche	20–30 mg/kg/die p. o. in 1 Dosis; max. 1,5 g bei <50 kg, max. 2 g bei 51–75 kg, max. 2,5 g bei >75 kg
— Kinder	30 mg/kg/die

Bei Niereninsuffizienz (Erwachsene):
Gewicht 50 kg: 2 × wöchentlich 3,5 g oder 3 × wöchentlich 2,5 g

Bei Niereninsuffizienz (Kinder):

GFR*	Dosis (% der Normaldosis)
40	100
20	75 (1 Einzeldosis)
10	50 (1 Einzeldosis)
Anurie	100 nach HD 3 ×/Woche

* Berechnung der GFR nach Cockroft-Gault s. Umschlaginnenseite.

- **Nebenwirkungen**

Arthralgie, Harnsäureanstieg, Leberschäden, gastrointestinale Beschwerden, selten Photosensibilität

- **Kontraindikationen**

Schwerer Leberschaden, Gicht

- **Bemerkungen**

Überwachung der Leberfunktion, vor allem auch vor der Therapie, bei schweren Lebererkrankungen sollten andere Antibiotika eingesetzt werden.

10.65 Rifabutin – Mycobutin®

- **Spektrum**

M. tuberculosis (in über 30 % auch gegen rifampicinresistente Stämme), M. leprae, M. avium-intracellulare, M. fortuitum, M. kansasii, M. marinum, M. ulcerans

- **Dosierungen**

— Erwachsene	Prophylaxe einer MAC-Infektion**:
	0,3 g/die p. o.
	Therapie einer MAC-Infektion:
	0,45–0,6 g/die p. o. (bei Kombination mit Clarithromycin: 0,3 g/die p. o.)
	Therapie einer (multiresistenten) TB:
	0,15 g/die p. o. (stets Kombinationstherapie; bei vorbehandelten Patienten 0,3–0,45 g/die p. o.)
	**MAC-Infektion = Infektion mit M.-avium-/intracellulare-Komplex

Bei Niereninsuffizienz:

Bei GFR* <30 ml/min Dosisreduktion um 50 %

* Berechnung der GFR nach Cockroft-Gault s. Umschlaginnenseite.

- **Nebenwirkungen**

Gastrointestinale Symptome, Transaminasenanstieg, Leukopenie, Thrombozytopenie, Anämie, Gelenk- und Muskelschmerzen, Fieber, Hautrötungen, selten Hautverfärbungen, Orangefärbung des Urins, Überempfindlichkeitsreaktionen (Eosinophilie, Bronchospasmen, Schock), leichte bis schwere Uveitis (reversibel); erhöhtes Risiko für Uveitis bei Kombination mit Clarithromycin oder Fluconazol

■ **Kontraindikationen**

Überempfindlichkeit gegen Rifabutin oder Rifampicin, Schwangerschaft, Stillzeit, schwere Lebererkrankungen, keine Kombination mit Rifampicin

■ **Bemerkungen**

Regelmäßige Überwachung der Leukozyten- und Thrombozytenzahlen sowie der Leberenzyme während der Therapie; Medikamenteninteraktionen mit HAART (»highly active anti-retrovival therapy«) müssen achtsam evaluiert werden.

10.66 **Rifampicin – Eremfat**®

■ **Spektrum**

M. tuberculosis, M. bovis, M. avium-intracellulare, M. leprae, M. kansasii, M. marinum; grampositive Kokken, Legionellen, Chlamydien, Meningokokken, Gonokokken, H. influenzae; nicht M. fortuitum

■ **Dosierungen**

▬ Erwachsene	1 × 600 mg p. o., i. v. über 50 kg
	1 × 450 mg p. o., i. v. bis 50 kg
▬ Kinder	10–15 mg/kg/die p. o., i. v. verteilt auf 1–2 Dosen

Bei Niereninsuffizienz (Erwachsene und Kinder):

Rifampicin ist nicht nephrotoxisch und kann bei Patienten mit verschiedenen Graden der Niereninsuffizienz in normaler Dosierung (10 mg/kg, Maximaldosis 600 mg/die) gegeben werden.

■ **Nebenwirkungen**

Gastrointestinale Symptome, Drug-Fieber, Juckreiz mit oder ohne Hautausschlag, Anstieg von Transaminasen und alkal. Phosphatase, selten Ikterus, Eosinophilie, ZNS-Symptome, Thrombozytopenie, Leukopenie

■ **Kontraindikationen**

Schwerer Leberschaden, Ikterus; Überempfindlichkeit gegen Rifamycine

■ **Bemerkungen**

Überwachung der Leberfunktion, des Blutbildes und des Serumkreatinins vor und während der Therapie; keine Monotherapie wegen Resistenzentwicklung. Multiple Medikamenteninteraktionen.

10.67 Roxithromycin – Rulid®, Roxithromycin®

■ **Spektrum**

Grampositive Erreger, insbesondere Staphylokokken, Streptokokken, Pneumokokken, Corynebacterium diphtheriae, Mykoplasmen, B. pertussis, Legionellen, Chlamydien, Campylobacter, relativ häufig resistente Staphylokokken

■ **Dosierungen**

▬ Erwachsene	2 × 150 mg oder 1 × 300 mg p. o.
▬ Kinder	5–7,5 mg/kg/die p. o. verteilt auf 2 Dosen

Bei Niereninsuffizienz (Erwachsene und Kinder):
Bei eingeschränkter Nierenfunktion ist keine Dosisreduktion nötig.

■ **Nebenwirkungen**

Gastrointestinale Symptome, selten Exantheme, Transaminasenanstieg

■ **Kontraindikationen**

Überempfindlichkeit gegen Makrolide; strenge Indikationsstellung bei QT-Intervallverlängerung, Hypokaliämie, Hypomagnesiämie, Bradykardie, Herzinsuffizienz, Herzrhythmusstörungen, gleichzeitige Gabe von QT-Intervall-verlängernden Medikamenten

■ **Bemerkungen**

Roxithromycin hat gegenüber Erythromycin eine verbesserte Pharmakokinetik, bei schwerer Leberfunktionsstörung Halbierung der Tagesdosis.

10.68 Streptomycin – Strepto-Fatol®

■ **Spektrum**

M. tuberculosis, Brucellen, Yersinia pestis, Francisella tularensis, Staphylokokken, Enterokokken, Streptokokken, nicht: atypische Mykobakterien

■ **Dosierungen**

- Erwachsene   15 mg/kg/die i. v., i. m.
- Kinder >6 Monate   20–30 mg/kg/die i. v., i. m. verteilt auf 2 Dosen
- Kinder   10–25 mg/kg/die i. v., i. m.

Bei Niereninsuffizienz (Erwachsene):

GFR*	Max. Dos. (mg/kg)	DI (h)
50–80	7,5	24
10–50	7,5	48
<10	7,5	72

Initialdosis von 15 mg/kg. Zusatzdosis n. HD: 5 mg/kg

Bei Niereninsuffizienz (Kinder):

GFR*	Dosis (% der Normaldosis)
40	80 (DI verl.)
20	40 (DI verl.)
10	30 (DI verl.)
Anurie	25 (DI verl.)

* Berechnung der GFR nach Cockroft-Gault s. Umschlaginnenseite.

■ **Nebenwirkungen**

Schwindel, Parästhesien, Übelkeit, Erbrechen, Atemdepression, Sehstörungen, Nephrotoxizität, periphere Neuropathie, allergische Hauterscheinungen (ca. 5 %), Drug-Fieber, Leukopenie, Ototoxizität insgesamt ca. 8 %

- **Kontraindikationen**

Schwangerschaft und Stillzeit, Früh- und Neugeborene; bei fortgeschrittener Niereninsuffizienz nur bei vitaler Indikation

- **Bemerkungen**

Monatl. Audiogramm. Keine Kombination von Streptomycin mit anderen Aminoglykosiden, auch nicht mit rasch wirkenden Diuretika wie Etacrynsäure oder Furosemid. In der Behandlung der TB werden die Tagesdosen in einer einmaligen Gabe verabreicht.

10.69 Sulbactam – Combactam®

- **Spektrum**

Hemmung der β-Laktamasen verschiedener grampositiver und gramnegativer Erreger; Eigenaktivität gegen Acinetobacter baumanii

- **Dosierungen**

— Erwachsene	0,5–1 g i. v., i. m. zum Zeitpunkt der Antibiotikagabe (max. 4 g/die)
— Kinder	50 mg/kg/die, aufgeteilt auf die Dosierungsintervalle des kombinierten Antibiotikums (max. 80 mg/kg/die)

Bei Niereninsuffizienz (Erwachsene):

GFR*	Max. Dos. (g)	DI (h)
30–15	1	12
15–5	1	24
<5	1	48

Nach HD zusätzlich 1 g

Bei Niereninsuffizienz (Kinder):

GFR*	Dosis (% der Normaldosis)
40	60 (3 Einzeldosen)
20	30 (2 Einzeldosen)
10	20 (1 Einzeldosis)
Anurie	15 (1 Einzeldosis)

* Berechnung der GFR nach Cockroft-Gault s. Umschlaginnenseite.

■ Nebenwirkungen

Allergische Reaktionen bis zum anaphylaktischen Schock, Blutbildveränderungen, gastrointestinale Beschwerden, selten Krea-
tinin- und Transaminasenanstieg, sehr selten Krampfanfälle,
Schwindel, Kopfschmerzen

■ Kontraindikationen

Allergien gegen β-Laktamantibiotikum, Schwangerschaft und
Stillzeit (sorgfältige Nutzen-Risiko-Abwägung)

■ Bemerkungen

In Kombination mit Mezlocillin, Piperacillin, Penicillin G und
Cefotaxim zugelassen. Sehr guter Synergismus bei Acinetobacter baumanii, Citrobacter, Staphylokokken und Anaerobiern,
mäßig bei E. coli und Klebsiellen, sehr gering bei Ps. aeruginosa;
bei GFR <40 ml/min nicht mit Piperacillin kombinieren.

10.70 Teicoplanin – Targocid®

■ Spektrum

Vor allem oxacillinresistente Staphylokokken (MRSA), Enterokokken, Streptokokken, Clostridium difficile, Corynebacterium
jeikeium

■ Dosierungen

— Erwachsene	1 × 400 mg i. m. oder i. v. als Kurzinfusion oder Injektion (6 mg/kg KG/die); bei schweren Infektionen: 1 × 800 mg initial (12 mg/kg KG/die), bei lebensbedrohlichen Infektionen: 3 Dosen von je 800 mg im Abstand von 12 h, dann weiter 400 mg täglich
— Kinder	d e ersten 3 Dosen im Abstand von 12 h je 10 mg/ kg i. v., dann 6–10 mg/kg/die i. v. als Einmaldosis
— Neugeborene bis 2 Monate	1. Dosis 16 mg/kg/die i. v., dann 8 mg/kg/die i. v. als Einmaldosis

Bei Niereninsuffizienz (Erwachsene):

Ab dem 4. Behandlungstag ist wie folgt zu dosieren:

- bei GFR* 40–60 ml/min: $^1/_2$ Tagesdosis;
- bei GFR* <40 ml/min:

$$\frac{GFR^*}{norm.\ GFR} \times norm.\ Tagesdosis; \tag{10.3}$$

- bei Hämodialyse 800 mg 1. Woche, dann 400 mg am 8., 15. Tag usw.

Bei Niereninsuffizienz (Kinder):

GFR*	Dosis (% der Normaldosis)
40	40 (1 Einzeldosis)
20	20 (1 Einzeldosis)
10	10 (1 Einzeldosis)
Anurie	LD 15 mg/kg, dann nach Spiegel

* Berechnung der GFR nach Cockroft-Gault s. Umschlaginnenseite.

■ Nebenwirkungen

Weniger Nephrotoxizität und Flush als bei Vancomycin, Anstieg von Transaminasen, alkalischer Phosphatase und Serumkreatinin, gastrointestinale Störungen

■ Kontraindikationen

Überempfindlichkeit gegen Glykopeptide

■ Bemerkungen

Die Glykopeptidresistenz von Enterokokken ist genetisch vermittelt und erscheint in drei phänotypisch unterschiedlichen Formen:

- vanA: Resistenz gegen Vancomycin und Teicoplanin
- vanB: Vancomycinresistenz, empfindlich gegenüber Teicoplanin
- vanC: Low-level-Vancomycinresistenz (MHK 8–16 µg/ml), empfindlich gegenüber Teicoplanin

10.71 Telithromycin – Ketek®

■ Spektrum

S. aureus, Streptokokken, S. pneumoniae (inkl. makrolid- und penicillinresistente), Enterokokken, M. catarrhalis, B. pertussis, Mykoplasmen, Chlamydien, Legionellen; schwach wirksam gegen H. influenzae; nicht: Enterobakterien, Pseudomonas, Acinetobacter

■ Dosierungen

- Erwachsene und Kinder >12 Jahre   1 × 800 mg p. o.

Bei Niereninsuffizienz:

Bei leichter oder mäßig eingeschränkter Nierenfunktion keine Dosisanpassung erforderlich; bei GFR* <30 ml/min: Dosis alternierend halbieren

* Berechnung der GFR nach Cockroft-Gault s. Umschlaginnenseite.

■ Nebenwirkungen

Gastrointestinale Symptome, selten Allergien, Eosinophilie, Vorhofarrhythmie, Hypotonie, Bradykardie, Hepatitis

■ Kontraindikationen

Überempfindlichkeit gegen Telithromycin, Patienten mit angeborenem QT-Syndrom. Statine sind während der Behandlung mit Telithromycin abzusetzen; Patienten mit Myasthenia gravis entwickeln Hepatitis nach Telithromycin-Therapie.

■ Bemerkungen

Erster Vertreter einer neuen Substanzgruppe (Ketolide) mit einem neuartigen Wirkmechanismus mit möglicherweise geringer Resistenzentwicklung.

10.72   Tetracyclin – Tetracyclin®

- ■   **Spektrum**

Grampositive, gramnegative Erreger, Mykoplasmen, Chlamydien, nicht: Proteus-Spezies, Ps. aeruginosa, relativ häufig Resistenzen bei Pneumokokken, Streptokokken, Staphylokokken und gramnegativen Keimen

- ■   **Dosierungen**

▬ Erwachsene	2–4 × 0,5 g p. o.
▬ Kinder >8. Lebensjahr	25–50 mg/kg/die p. o. verteilt auf 2–4 Dosen

Bei Niereninsuffizienz:
Die klassischen Tetracycline sollten bei Niereninsuffizienz nicht mehr angewandt werden, da sie zur Steigerung des Harnstoffspiegels, Erbrechen und Diarrhoe führen können.

- ■   **Nebenwirkungen**

Gastrointestinale Nebenwirkungen, Photosensibilität, Exantheme, selten Anaphylaxie, Zahnverfärbung, Hepatotoxizität, Pseudotumor cerebri, neg. Stickstoffbilanz (Harnstoff-N-Anstieg)

- ■   **Kontraindikationen**

Schwangerschaft und Stillzeit, bei Kindern

10.73   Tigecyclin – Tygacil®

- ■   **Spektrum**

Grampositive und gramnegative Erreger inkl. MRSA, VRE, ESBL; Anaerobier; atypische Erreger; mäßig wirksam gegen Morganella-Spezies und Proteus-Spezies

■ **Dosierungen**

– Erwachsene	1 × 100 mg als Loading Dose, danach 50 mg alle 12 h
– Kinder	Es liegen keine Erfahrungen zum Einsatz bei Kindern vor

Bei Niereninsuffizienz:
Keine Dosisanpassung erforderlich

■ **Nebenwirkungen**

Übelkeit, Erbrechen, Diarrhoe, Pankreatitis

■ **Kontraindikationen**

Bekannte Überempfindlichkeit gegen Tigecyclin

■ **Bemerkungen**

Ein Anstieg der Gesamtmortalität wurde bei Tigecylin-behandelten Patienten im Vergleich zu Kontrollpatienten beobachtet (Ursache unbekannt). Es besteht ein erhöhtes Risiko für fetale Missbildungen während der Schwangerschaft. Dauerhafte Zahnverfärbungen bei Verabreichung während der Zahnentwicklung.

10.74 **Tobramycin – Gernebcin**®

■ **Spektrum**

Grampositive Keime (Staphylokokken, nicht: Pneumokokken, Streptokokken, Enterokokken, Neisserien), gramnegative Keime, besonders wirksam bei Ps. aeruginosa

■ **Dosierungen**

– Erwachsene	3–6 mg/kg/die i. m., i. v. verteilt auf 1–3 Dosen (30–60 min Kurzinfusion)
– Kinder >1. Lebensjahr	6–7,5 mg/kg/die i. m., i. v. verteilt auf 3(–4) Dosen
– Neugeborene >4. Lebenswoche	4 5–7,5 mg/kg/die i. m., i. v. verteilt auf 3 Dosen
– Neugeborene	5 mg/kg/die i. m., i. v. verteilt auf 2 Dosen (auch bei Körpergewicht unter 1200 g)

Bei Niereninsuffizienz (Erwachsene):

GFR*	Max. Dos. (g)	DI (h)
120	0,12	8
45	0,12	12
18	0,04	12
8	0,04	24
2	0,02	24
0,5	0,02	24

Bei Niereninsuffizienz (Kinder):

GFR*	Dosis (% der Normaldosis)
40	60 (1 Einzeldosis); LD 4 mg/kg
20	20 (1 Einzeldosis); LD 4 mg/kg
10	10 (1 Einzeldosis); LD 3 mg/kg
Anurie	5 (1 Einzeldosis) bzw. 15 n. HD; LD 2 mg/kg

* Berechnung der GFR nach Cockroft-Gault s. Umschlaginnenseite.

■ **Nebenwirkungen**

Ototoxizität und Nephrotoxizität, besonders wenn Spitzenspiegel >10 µg/ml bzw. Talspiegel >2 µg/ml, bei vorangegangener Aminoglykosidtherapie und gleichzeitiger Gabe von Furosemid oder Etacrynsäure. Eosinophilie, Arthralgie, Fieber, Exanthem; Transaminasenerhöhung.

■ **Kontraindikationen**

Schwangerschaft und Stillzeit; fortgeschrittene Niereninsuffizienz und vorbestehende Innenohrschwerhörigkeit

■ **Bemerkungen**

Aminoglykosid der Wahl bei Ps. aeruginosa. Aminoglykosidlösungen nicht mit Penicillinen oder Cephalosporinen mischen (Inaktivierung der Aminoglykoside); bei Patienten mit Mukoviszidose können 8–10 mg/kg/die notwendig sein; ggf. Inhalationstherapie mit 2 × 80–160 mg.

10.75 Vancomycin – Vancomycin®

■ Spektrum

Vor allem oxacillinresistente Staphylokokken, Enterokokken, Clostridium difficile, Corynebacterium jeikeium

■ Dosierungen

— Erwachsene 2 × 1 g i. v. oder 4 × 0,5 g (nie mehr als 10 mg/min, mindestens über 60 min), 4 × 125 mg p. o. bei C. difficile-assoziierter Diarrhoe

— Kinder >1. Lebensjahr 40 mg/kg/die i. v. verteilt auf 2–4 Dosen

— Neugeborene >1 Lebenswoche 30 mg/kg/die i. v. verteilt auf 3 Dosen

— Neugeborene 20 mg/kg/die i. v. verteilt auf 2 Dosen (auch bei Körpergewicht unter 1200 g)

Bei Niereninsuffizienz (Erwachsene):

GFR*	Max. Dos. (g)	DI (h)
45	0,66	24
18	0,2	24
8	0,1	24

Bei anurischen Patienten beträgt die Initialdosis 15 mg/kg, die Erhaltungsdosis 1,9 mg/kg täglich. Bei regelmäßiger Hämodialyse beträgt im Normalfall die Initialdosis 1 g, die Erhaltungsdosis 1 g wöchentlich. Regelmäßige Serumspiegelbestimmungen werden dringend empfohlen bei Patienten mit aggressiver Vancomycin-Therapie und erhöhtem Toxizitätsrisiko. Talspiegel 15–20 µg/ml gemäß IDSA CCID 2009, 49:325–327.

Bei Niereninsuffizienz (Kinder):

GFR*	Dosis (% der Normaldosis)
40	30
20	10 (1 Einzeldosis)
10	5 (1 Einzeldosis)
Anurie	LD 15 mg/kg (weiter nach Spiegel)

* Berechnung der GFR nach Cockroft-Gault s. Umschlaginnenseite.

▪ Nebenwirkungen

Exanthem, anaphylaktoide Reaktionen, Phlebitis, Nephro- und Ototoxizität, Leukopenie, Eosinophilie, Thrombozytopenie, gastrointestinale Störungen

▪ Kontraindikationen

Überempfindlichkeit gegen Glykopeptide; bei akuter Anurie oder Vorschädigung des Cochlearapparates nur bei vitaler Indikation

▪ Bemerkungen

Spitzenspiegel sollte 40 mg/l nicht überschreiten, Talspiegel sollte zwischen 5 und 10 mg/l liegen. Erhöhte Vorsicht bei gleichzeitiger Gabe von Aminoglykosiden und anderen potenziell oto- und nephrotoxischen Substanzen. Die Glykopeptidresistenz von Enterokokken ist genetisch vermittelt und erscheint in drei phänotypisch unterschiedlichen Formen:

- vanA: Resistenz gegen Vancomycin und Teicoplanin
- vanB: Vancomycinresistenz, empfindlich gegenüber Teicoplanin
- vanC: Low-level-Vancomycinresistenz (MHK 8–16 μg/ml), empfindlich gegenüber Teicoplanin

10.76 Voriconazol – VFEND®

▪ Spektrum

Aspergillus-Spezies, zahlreiche weitere Fadenpilze; Candida-Spezies, teilweise auch bei itraconazol- und fluconazolresistenten Stämmen; Fusarium, Scedosporium; keine Wirkung bei Mucormykosen

■ Dosierungen

i. v.-Dosierungen:

— Erwachsene   1. Tag 2 × 6 mg/kg i. v.;
                          ab 2. Tag 2 × 4 mg/kg i. v.

— Kinder (2–12 Jahre)   2 × 7 mg/kg i. v.

p. o.-Dosierungen:

— Erwachsene >40 kg   1. Tag 2 × 400 mg p. o.;
                            ab 2. Tag 2 × 200 mg p. o.

— Erwachsene <40 kg   1. Tag 2 × 200 mg p. o.;
                            ab 2. Tag 2 × 100 mg p. o.

— Kinder (2–12 Jahre)   2 × 200 mg p. o.

Bei Niereninsuffizienz:

Bei einer GFR* <50 ml/min kommt es zu einer Kumulation des Lösungsvermittlers β-Cyclodextrin; deshalb sollte oral therapiert werden; bei weiterer i. v.-Therapie engmaschige Kontrolle des Serumkreatinins.

* Berechnung der GFR nach Cockroft-Gault s. Umschlaginnenseite.

■ Nebenwirkungen

Gastrointestinale Störungen, reversible Anstiege der Leberenzyme, Hautausschlag; häufiger kurzfristige und reversible funktionelle Sehstörungen (Verschwommensehen, vermehrte Lichtempfindlichkeit), selten Anaphylaxie

■ Kontraindikationen

Gabe von Rifampicin, Carbamazepin, Phenobarbital, Ergotalkaloide, Sirolimus, Terfenadin, Astemizol, Cisaprid, Pimozid, Chinidin; Schwangerschaft und Stillperiode; Unverträglichkeit von Voriconazol und sonstigen Bestandteilen; die gleichzeitige Anwendung von Cytochrom-P450-Substraten kann in Einzelfällen Dosisanpassungen dieser Substrate bzw. von Voriconazol erforderlich machen.

■ Bemerkungen

Bioverfügbarkeit >90 %; gute Liquorgängigkeit, Anwendung bei zerebralen Aspergillosen möglich; max. Infusionsgeschwindigkeit von 3 mg/kg/h beachten.

10.77 **Tagestherapiekosten** (◨ Tab. 10.1)

◨ **Tab. 10.1** Tagestherapiekosten

Parenterale Antibiotika	Dosierung	Tagestherapie-kosten[1]
Amikacin	1 × 1 g	**
Ampicillin	3 × 5 g	*
Ampicillin-Sulbactam	3 × 3 g	*
Benzylpenicillin	4 × 5 Mio I. E.	*
Cefazolin	2 × 1 g	*
Cefepim	2 × 2 g	**
Cefotaxim	3 × 2 g	**
Ceftazidim	3 × 2 g	***
Ceftriaxon	1 × 2 g	**
Cefuroxim	4 × 1,5 g	*
Ciprofloxacin	3 × 400 mg	***
Clarithromycin	2 × 500 mg	**
Clindamycin	3 × 600 mg	**
Daptomycin	1 × 350 mg	***
Doripenem	3 × 500 mg	**
Doxycyclin	2 × 100 mg	*
Ertapenem	1 × 1 g	**
Erythromycin	2 × 1 g	**
Flucloxacillin	3 × 4 g	**

10

◘ Tab. 10.1 Fortsetzung

Parenterale Antibiotika	Dosierung	Tagestherapie-kosten[1]
Fosfomycin	3 × 5 g	**
Gentamicin	3 × 80 mg	*
Imipenem	3 × 1 g	***
Levofloxacin	1 × 750 mg	**
Linezolid	2 × 600 mg	***
Meropenem	3 × 1 g	***
Metronidazol	3 × 500 mg	*
Mezlocillin	3 × 3 g	**
Moxifloxacin	1 × 400 mg	**
Piperacillin	3 × 4 g	**
Piperacillin-Tazobactam	3 × 4,5 g	**
Rifampicin	1 × 600 mg	*
Teicoplanin	1 × 400 mg	***
Tigecyclin	2 × 50 mg	***
Tobramycin	1 × 240 mg	*
Cotrimoxazol	2 × 960 mg	*
Vancomycin	2 × 1 g	**
Antimykotika	Dosierung	Tagestherapie-kosten[1]
Amphotericin B	1 × 50 mg	**
Amphotericin B liposomal	1 × 200 mg	*****

◘ Tab. 10.1 Fortsetzung

Parenterale Antibiotika	Dosierung	Tagestherapie-kosten[1]
Anidulafungin i. v.	1×100 mg	*****
Caspofungin	1×50 mg	*****
Fluconazol i. v.	1×400 mg	**
Fluconazol p. o.	1×200 mg	*
Flucytosine	4×2500 mg	****
Itraconazol i. v.	2×200 mg	***
Itraconazol p. o.	2×200 mg	*
Micafungin i. v.	1×100 mg	*****
Voriconazol i. v.	2×300 mg	*****
Voriconazol p. o.	2×200 mg	***
Posaconazol i. v.	2×400 mg	***
Posaconazol p. o.	1×100 mg	*

[1] Apothekenverkaufspreis in €.
* ≤ 50 €; ** ≤ 100 €; *** ≤ 200 €; **** ≤ 400 €; ***** ≤ 800 €.

Antibiotikatherapie der wichtigsten Infektionen bei Kindern und Erwachsenen

U. Frank, *Antibiotika am Krankenbett*,
DOI 10.1007/978-3-642-25679-0_11,
© Springer-Verlag Berlin Heidelberg 2013

Im Folgenden werden Antibiotikadosierungen nur angegeben, wenn sie von den Dosierungsempfehlungen in ▶ Kap. 10 abweichen.

11.1 Adnexitis

▶ Salpingitis (▶ Kap. 11.58, S. 181f.)

11.2 Aktinomykose

■ **Erreger**

Actinomyces-Spezies (v. a. Actinomyces israelii)

■ **Primäre Therapie**

Penicillin G 10–20 M₀ I. E./die oder Ampicillin 50 mg/kg/die i. v. 4–6 Wochen, anschließend Penicillin V 2–4 g/die oder Amoxicillin 3 × 500 mg p. o.

- **Alternativen**

Doxycyclin, Clindamycin, Ceftriaxon; bei Penicillinallergie oder Schwangerschaft: Erythromycin, Roxithromycin

- **Bemerkungen**

Häufig chirurgische Intervention in Kombination mit Antibiotikatherapie notwendig. Behandlungsdauer 3–6 Monate bei thorakalen oder abdominalen Aktinomykosen; 3–4 Wochen bei zervikofazialen Formen.

11.3   Amöbiasis

- **Erreger**

Entamoeba histolytica (nicht Entamoeba dispar)

- **Therapie (intestinale Form)**

Metronidazol 3 × 500–750 mg p. o. 10 Tage, dann Paromomycin 3 × 500 mg p. o. für 10 Tage

- **Bemerkungen**

Asymptomatische Ausscheider von E. histolytica sollten wegen der Gefahr der Gewebsinvasion ebenfalls behandelt werden (nur mit Paromomycin 3 × 500 mg für 7 Tage; Darmlumen-Amöbizid zur Rezidivprophylaxe). Bei schweren oder extraintestinalen Infektionen (z. B. Leberabszess) Beginn mit Metronidazol i. v. für 10 Tage, dann Paromomycin für 7 Tage. Bei Abszessen >3 cm kann Nadelaspiration erforderlich werden.

11.4   Amnionitis, septischer Abort

- **Häufigste Erreger**

Bacteroides und andere Anaerobier, Streptokokken der Gruppen A und B, Enterobakterien, C. trachomatis

- **Primäre Therapie**

Ampicillin/Sulbactam + Doxycyclin

- **Alternativen**

Cephalosporine (3. Gen.) + Clindamycin, Ertapenem + Doxycyclin (▶ Bemerkungen)

- **Bemerkungen**

Doxycyclin in Schwangerschaft kontraindiziert

11.5 Arthritis

- **Häufigste Erreger**
- Erwachsene: S. aureus, Gonokokken, Kingella kingae;
- postop. oder nach Gelenkpunktion: S. epidermidis (40 %),
  S. aureus (20 %), Streptokokken, Pseudomonas
- chronische Monarthritis: Brucellen, Mykobakterien,
  Nokardien, Pilze
- nach Fremdkörperimplantation: S. aureus, S. epidermidis
- bei Kindern (ohne Osteomyelitis): S. aureus, A-Streptokokken, Pneumokokken, Kingella kingae, H. influenzae,
  andere gramnegative Keime
- bei Säuglingen: S. aureus, Enterobakterien, B-Streptokokken, Gonokokken

- **Primäre Therapie**
- Erwachsene: Flucloxacillin + Cephalosporin (3. Gen.)
- nach Gelenkspunktion: Vancomycin + Cephalosporin
  (3. Gen.)
- chron. Monarthritis: nach Erreger
- Kinder und Säuglinge: Flucloxacillin + Cephalosporin
  (3. Gen.)

- **Alternativen**
- Erwachsene: Flucloxacillin + Ciprofloxacin
- Kinder und Säuglinge: Flucloxacillin + Aminoglykosid

- **Bemerkungen**

Grampräparat bzw. Methylenblau-Präparat des Eiters und Blut-kulturen geben in den meisten Fällen wichtige Hinweise auf den Erreger. Chirurgische Konsultation und evtl. Intervention nötig. Bei hoher MRSA-Rate: Vancomycin statt Flucloxacillin. Intra-artikuläre Instillation von Antibiotika nicht empfohlen. Thera-piedauer (2–)3 Wochen bei Erwachsenen bzw. (3–)4 Wochen bei Kindern und Säuglingen; 4–6 Wochen bei Protheseninfektion. Bei monoartikulärer Arthritis: bei Hinweis auf S.aureus in der Gramfärbung: Oxacillin/Flucloxacillin oder 2. Generation Ce-phalosporine; wenn die Gramfärbung negativ ist: 3. Generation Cephalosporine, z. B. Ceftriaxon, Cefotaxim, Ceftizoxim. Bei Gonokokken-Arthritis: Ceftriaxon 1 g für 7–10 Tage.

11.6 Aspergillose

- **Erreger**

Aspergillus-Spezies

- **Primäre Therapie (Erwachsene)**

Voriconazol (2×6 mg/kg i. v. an Tag 1, dann 2×4 mg/kg i. v. oder 2×200 mg p. o. bei KG ≥ 40 kg bzw. 2×100 mg p. o. bei KG ≤ 40

- **Primäre Therapie (Kinder)**

Voriconazol 2×5–7 mg/kg i. v.; Caspofungin 50 mg/m^2 pro Tag

- **Alternativen**
- Liposomals Amphotericin B 3–5 mg/kg/die i. v.
- Micafungin 100–150 mg/die i. v.

- Posaconazol initial 4×200 mg, dann 2×400 mg p. o. nach Stabilisierung
- Caspofungin (70 mg i. v. an Tag 1, dann 50 mg/die i. v.)

■ **Bemerkungen**

Kombinationstherapie nicht empfohlen. Wenig Erfahrungen mit Anidulafungin und Posaconazol bei Kindern

11.7 Bakteriurie (asymptomatisch)

■ **Häufigste Erreger**

Verschiedene Erreger, meist gramnegativ

■ **Primäre Therapie**

Antibiotika nicht indiziert (Ausnahme: Schwangerschaft, Immunsuppression, vor und nach urologischen Eingriffen [aufgrund von Obstruktionen]. Therapie basierend auf Kultur und Antibiogramm).

11.8 Borreliose (Lyme-Krankheit)

■ **Erreger**

Borrelia burgdorferi

■ **Therapie**

Erythema migrans, Fazialisparese
- Erwachsene: Doxycyclin 2×100 mg p. o. oder Amoxicillin 3×500 mg p. o. oder Cefuroximaxetil 2×500 mg p. o. oder Erythromycin 4×250 mg p. o., jeweils 14 Tage
- Kinder: Amoxicillin 50 mg/kg/die p. o. in 3 Dosen oder Cefuroximaxetil 30 mg/kg/die p. o. in 2 Dosen oder Erythromycin 30 mg/kg/die p. o. in 3 Dosen, jeweils 14–21 Tage

Karditis (p. o. bei AV-Block I, sonst i. v.)
- Erwachsene: Ceftriaxon 1 × 2 g i. v. oder Penicillin G
  24 Mio I. E./die i. v. oder Doxycyclin 2 × 100 mg p. o. oder
  Amoxicillin 3 × 250–500 mg p. o., jeweils 14–21 Tage
- Kinder: Ceftriaxon 75–100 mg/kg/die i. v. in 1 Dosis
  oder Penicillin G 300.000 I. E./kg/die i. v. in 4–6 Dosen
  oder Amoxicillin 50 mg/kg/die p. o. in 3 Dosen, jeweils
  14–21 Tage

Meningitis, Enzephalitis
- Erwachsene: Ceftriaxon 1 × 2 g i. v. oder Penicillin G
  20 Mio I. E./die i. v., jeweils 14–28 Tage
- Kinder: Ceftriaxon 100 mg/kg/die i. v. in 1 Dosis
  oder Penicillin G 300.000 I. E./die in 4–6 Dosen, jeweils
  14–28 Tage

Arthritis
- i. v.-Therapie wie Meningitis oder p. o.-Therapie mit
  Doxycyclin oder Amoxicillin (p. o. aber 30–60 Tage) oder
  Ceftriaxon 1x2 g i. v. 15–21 Tage

- **Bemerkungen**

Antibiotikatherapie in der Frühphase (entzündeter Zeckenbiss,
Erythema chronicum migrans) kann Spätkomplikationen ver-
hindern. Möglicherweise verhindert die Einmalgabe von 200 mg
Doxycyclin p. o. nach Zeckenbiss die Borreliose, allerdings erscheint die Prophylaxe nur in besonderen Situationen gerecht-
fertigt (lange Verweildauer vollgesogener Zecken ≥24 h, Hoch-
endemiegebiete). Serologie in der Frühphase häufig negativ,
daher bei klinischem Verdacht erneute Serologie 2 Wochen spä-
ter; Therapie bei klinischem Verdacht in Kombination mit pos.
Serologie (erhöhte IgM-Titer). Keine Therapie bei asymptoma-
tischer Seropositivität.

11.9   Bronchitis

- ■ **Häufigste Erreger**
- ▬ Akute Bronchitis: meist Viren
- ▬ Chronische Bronchitis (akute Exazerbation): bis 50 % viral bedingt, Pneumokokken, Streptokokken, H. influenzae, Moraxella catarrhalis, M. pneumoniae

- ■ **Therapie**
- ▬ Erwachsene: akute Bronchitis (Viren): keine Antibiotikatherapie notwendig
- ▬ chronische Bronchitis (akute Exazerbation): Amoxicillin/ Clavulansäure, Ampicillin/Sulbactam, Azithromycin, Claritromycin, Chinolon (Gr. IV) 5(–10) Tage
- ▬ Bei Bronchiektasen Pseudomonas-wirksames Antibiotikum
- ▬ Kinder: Oralpenicilline, Oralcephalosporine, Erythromycin 7 Tage (Chemotherapie wegen meist viraler Genese häufig überflüssig)
- ▬ Säuglinge: Chemotherapie (Penicilline) nur bei Otitis media und Bronchopneumonie nötig für 7 Tage, meist virale Genese

- ■ **Bemerkungen**

Bei andauerndem Husten >14 Tage an Bordetella pertussis denken (auch bei Erwachsenen). Penicillinresistenz von Pneumokokken bei MHK 2 mg/l; partiell resistent bei MHK ≥0,125 mg/l. In beiden Fällen Cefotaxim, Ceftazidim, Ceftriaxon, Chinolone (Gr. III, IV), Telithromycin.

Klinische Studien zeigten unterschiedliche Ergebnisse mit Antibiotika bei chronischer Bronchitis. Patienten mit mittelgradigen bis schweren Episoden (FEV <50 %) profitieren von der Therapie.

Bei andauerndem Husten >14 Tage an Bordetella pertussis denken (auch bei Erwachsenen). Penicillinresistenz von Pneumokokken bei MHK 2 mg/l; partiell resistent bei MHK

≥0,125 mg/l. In beiden Fällen Cefotaxim, Ceftazidim, Ceftriaxon, Chinolone (Gr. III, IV), Telithromycin. Die aktuellen Resistenzraten von Pneumokokken variieren in den unterschiedlichen europäischen Ländern.

Aktuelle Pneumokokkenresistenz in Deutschland:
Penicillin partiell resistent 0,6 %, Penicillin resistent 0,7 %, Makrolide 8,5 % (GERMAP 2010)

11.10 **Brucellose**

- **Häufigste Erreger**
Brucella abortus (M. Bang), Brucella melitensis (Malta-Fieber)

- **Primäre Therapie**
- Erwachsene und Kinder >8 Jahre:
    - 600–900 mg/die Rifampicin p. o. oder
    - Gentamicin 3 × 2 mg/kg i. v. für 7 Tage + 2 × 100 mg Doxycyclin p. o. 6 Wochen
- Kinder <8 Jahre: 2 × 5 mg/kg/die Cotrimoxazol für 6 Wochen + Gentamicin 3 × 2 mg/kg/die für 2 Wochen

- **Alternativen**
- Erwachsene und Kinder >8 Jahre: 2 × 100 mg Doxycyclin p. o. für 6 Wochen + 1 g/die Stremptomycin i. m. für 2 Wochen; Cotrimoxazol p. o. 4 × 1 DS (160 mg TMP/800 mg SMX) + Gentamicin i. v. 240 mg/die 2–3 Wochen

11.11 Candidiasis

- **Erreger**

Candida-Speziest

- **Therapie**

- Haut: Amphotericin B, Clotrimazol, Miconazol, Nystatin lokal 3-4× tgl. 7–14 Tage
- Soor: Nystatin oral oder Fluconazol 100–200 mg p. o.
- Ösophagitis: Fluconazol 200–400 mg p. o.; bei hartnäckiger Erkrankung: Itraconazol 200 mg p. o., Posaconazol 400 mg p. o., Voriconazol 2 × 200 mg p. o. oder Amphotericin B orale Suspension oder Caspofungin 70 mg i. v. am 1. Behandlungstag, danach 50 mg i. v. oder Anidulafungin 100 mg i. v. am 1. Behandlungstag, danach 50 mg i. v. oder Micafungin 100 mg i. v. (LD nicht erforderlich)
- Harntrakt: in der Regel Katheterbesiedelung; deshalb 40 % Spontanheilung bei Katheterentfernung; Therapie nur bei symptomatischer Harnwegsinfektion, in der Neutropenie, nach Nierentransplantation oder vor urologischen Eingriffen: Fluconazol 200 mg/die oder Amphotericin B 0,5 mg/kg/die, jeweils 7–14 Tage
- Candidämie (klinisch stabil): ZVK entfernen bzw. wechseln, Fluconazol 400 mg/die i. v. 7 Tage, dann p. o. für mindestens 2 Wochen nach der letzten negativen Blutkultur, alternativ liposomales Amphotericin B 3–5 mg/kg/die oder Voriconazol 2 × 400 mg p. o. am 1. Behandlungstag, danach 200 mg
- Candidämie (klinisch instabil, Therapieversagen, besonders bei C. glabrata oder C. krusei, Neutropenie): Caspofungin 70 mg am 1.Tag, 50 mg ab Tag 2. Anidulafungin 200 mg i. v. am 1. Tag, dann 100 mg/die i. v. oder Micafungin 100 mg/die i. v.; alternativ: Fluconazol 800 mg (12 mg/kg) am 1. Tag, dann 400 mg (6 mg/kg) i. v.; Voriconazol 2 × 6 mg/kg i. v. an Tag 1, dann 2 × 3 mg/kg i. v oder Amphotericin B 0,5–0,6 mg/kg/die i. v.

━ Endokarditis, schwere Fälle, metastatische Absiedelungen:
liposomales Amphotericin B 3–5 mg/kg/die i. v. ± Flucytosin 4 × 25 mg/kg/die p. o.; Amphotericin B Deoxycholat
0,6–1 mg/kg/die i. v. ± Flucytosin 4 × 25 mg/kg/die p. o.,
Caspofungin 70 mg i. v. am 1. Tag, dann 50 mg i. v. oder
Anidulafungin 200 mg i. v. am 1. Tag, dann 100 mg/die
ab Tag 2 oder Micafungin 100 mg/die i. v.

■ **Bemerkungen**
━ Cave! Antazida. Bei Azolderivaten (Ausnahme: Fluconazol) ist ein saurer Magen-pH zur Resorption notwendig
━ Fluconazol ist unwirksam bei C. krusei und nur schwach
wirksam bei C. glabrata
━ Eine vorausgegangene Fluconazoltherapie beeinträchtigt
die Wirksamkeit von Amphotericin B auf C. albicans
━ Bei Amphotericinunverträglichkeit: AmBisome® (sehr
teuer!) oder Amphotericin B in Glucose 5 % lösen, dann
in 250 ml 20 % Intralipid® applizieren
━ Prädisponierende Faktoren für eine Candidiasis: Diabetes
mellitus, immunsuppressive Therapie, abgeschwächte körpereigene Abwehr (z. B. AIDS), Breitspektrum-Antibiotika-
therapie, Dauerkatheter; bei einer Harntrakt-Candidiasis
immer Blasendauerkatheter entfernen (Sprosspilze befinden sich im Kathetermaterial und sind für antimykotische
Substanzen nicht zugänglich)
━ Die Candida-Endokarditis entsteht meist bei künstlichen
Herzklappen, die Entfernung des infizierten Klappenersat-
zes ist fast immer notwendig
━ Bei allen systemischen Candida-Infektionen an metastati-
sche-septische Herde denken (Endophthalmitis – ophthal-
mologisches Konsil)

11.12 **Cholangitis/Cholezystitis**

- **Häufigste Erreger**

Enterobakterien, Enterokokken, Clostridium-Spezies, Bacteroides, Ps. aeruginosa

- **Primäre Therapie**

Ampicillin/Sulbactam, Amoxicillin/Clavulansäure 3–7 Tage

- **Alternativen**

Cephalosporine (3. Gen.) + Metronidazol oder Clindamycin; Piperacillin/Tazobactam

- **Bemerkungen**

Cave! biliäres Sludge-Phänomen bei Ceftriaxon. Ps. aeruginosa-wirksame Antibiotika bei Patienten mit Stent, nach Endoskopie oder chirurgischem Eingriff. Bei lebensbedrohlichen Verläufen: vorzugsweise Carbapeneme.

11.13 **Diabetischer Fuß**

- **Häufigste Erreger**

Aerob-anaerobe Mischinfektionen, am häufigsten S. aureus, Ps. aeruginosa, E. coli, B. fragilis

- **Primäre Therapie**
  - Mit lokalen Entzündungszeichen: Ampicillin/Sulbactam plus Cotrimoxazol, Chinolon (Gr. IV)
  - Mit lokalen Entzündungszeichen und systemischer Beteiligung: Carbapenem + Vancomycin

- **Alternativen**
  - Mit lokalen Entzündungszeichen: Piperacillin/Tazobactam (Sulbactam) plus Cotrimoxazol, Chinolon (Gr. II, III) + Clindamycin oder Fosfomycin

— Mit Entzündungszeichen und systemischer Beteiligung: Chinolon (Gr. III, IV) + Vancomycin. Wenn indiziert, bei gram-positiven Keimen (einschließlich MRSA) alternativ auch Linezolid oder Daptomycin.

- **Bemerkungen**
— Osteomyelitis ausschließen
— Gefäßchirurgische Maßnahmen meistens erforderlich
— Sequenztherapie möglich: 1–2 Wochen i. v., dann 3 Wochen p. o.

11.14 Diphtherie

- **Erreger**
Corynebacterium diphtheriae

- **Primäre Therapie**
Penicillin G 7–14 Tage + Antitoxin

- **Alternativen**
Erythromycin + Antitoxin

11.15 Divertikulitis

- **Häufigste Erreger**
Enterobakterien, Ps. aeruginosa, Bacteroides-Spezies, Enterokokken

- **Primäre Therapie**
— Leichter Verlauf, ambulant: Amoxicillin/Clavulansäure p. o. oder Cotrimoxazol plus Metronidazol
— Leichter Verlauf, stationär: Ampicillin/Sulbactam i. v.
— Schwerer Verlauf: Carbapenem oder Piperacillin/Tazobactam

- **Alternativen**
  - Ciprofloxacin + Metronidazol p. o.
  - Cephalosporin (2. oder 3. Gen.) + Metronidazol i. v.; oder Ertapenem
  - Ampicillin + Metronidazol + Ciprofloxacin i. v.

- **Bemerkungen**
  - Pathogenetische Bedeutung von Enterokokken umstritten; u. U. ist eine Enterokokken-wirksame Therapie nur bei Patienten mit Endokarditisrisiko notwendig
  - Peritonitis ausschließen
  - Therapiedauer in der Regel 7–10 Tage

11.16 Endokarditis (akute, bakterielle)

- **Häufigste Erreger**
  - Erwachsene:
    - mit Pneumonie oder Meningitis: S. aureus, Pneumokokken, A-Streptokokken
    - bei i. v.-Drogenabusus: S. aureus, Ps. aeruginosa, Enterokokken, Candida albicans
  - Endokarditis bei künstl. Herzklappen:
    - <6 Monate postop.: S. epidermidis, S. aureus, diphtheroide Keime, Candida albicans
    - >6 Monate postop.: Viridans-Streptokokken, Enterokokken, S. aureus, gramneg. Keime
  - Kinder: Viridansstreptokokken, Enterokokken, Staphylokokken, Pneumokokken, Gruppe-A-Streptokokken

- **Therapie**
- ► Kap. 12

11.17 **Endometritis**

■ **Häufigste Erreger**
- 1–48 h postpartum: ▶ Amnionitis (▶ Kap. 11.4)
- 48 h bis 6 Wochen postpartum: C. trachomatis; M. hominis

■ **Primäre Therapie**
- ▶ Amnionitis (▶ Kap. 11.4)
- Doxycyclin 2 × 100 mg i. v. oder p. o. 14 Tage

■ **Bemerkungen**
Bei Gabe von Tetracyclinen: Abstillen!

11.18 **Endophthalmitis**

■ **Häufigste Erreger**
- nach OP: S. epidermidis (60 %), S. aureus, Streptokokken, Ps. aeruginosa; Propionibakterien und koagulasenegative Staphylokokken bei chronischem Verlauf
- endogen (hämatogen): Pneumokokken, Meningokokken, S. aureus
- Antibiose, liegende Katheter: Candida-Spezies, Aspergillus-Spezies

■ **Primäre Therapie**
- Vancomycin + Amikacin (intravitreal) oder Vancomycin + Ceftazidim (intravitreal oder in schweren Fällen systemisch)
- Cephalosporin (3. Gen.) (systemisch) + Vancomycin (systemisch und intravitreal)
- Amphotericin B oder Voriconazol intravitreal, bei mäßig bis schwerer Infektion auch systemische Therapie

- **Bemerkungen**
  - Notfall: bei schweren Verläufen innerhalb von 24 h Verlust des Augenlichts möglich
  - Diabetes mellitus, chronische Niereninsuffizienz, Immunsuppression, Drogenabusus: Pilz-Endophthalmitis ausschließen
  - Intravitreale Instillation nach Vitrektomie nach 2–3 Tagen wiederholen
  - Cave! Retinotoxizität bei der intravitrealen Applikation von Amikacin
  - Dosierung bei intravitrealer Therapie:
    - Amikacin 0,4 mg/0,1 ml
    - Ceftazidim 2 mg/0,1 ml
    - Vancomycin 1 mg/0,1 ml
    - Amphotericin B 5–7,5 µg/0,1 ml
    - Voriconazol 100 µg/0,1 ml

11.19 Enterokolitis (pseudomembranöse, Clostridium-difficile-assoziierte Diarrhoe »CDAD«)

- **Erreger**

Clostridium difficile (v. a. nach Antibiotika-Therapie)

- **Therapie**
  - Wenn möglich: Absetzen der verursachenden Antibiotikatherapie; Metronidazol 3 × 400 mg p. o. oder 3 × 500 mg i. v. 7–14 Tage
  - Bei schweren Verläufen: Metronidazol 3 × 500 mg i. v. + Vancomycin 4 × 500 mg p. o. oder über Sonde oder rektal

- **Alternativen**

Vancomycin 3–4 × 250–500 mg p. o. 7–14 Tage

- **Bemerkungen**

Da Rezidive nicht mit der Entwicklung von Resistenzen zusammenhängen, kann erneut Metronidazol oder Vancomycin oral verabreicht werden (gleiche Therapie für die gleiche Dauer).

11.20 Epididymitis

- **Häufigste Erreger**
- <35 Jahre: Gonokokken, Chlamydien
- >35 Jahre: Enterobakterien

- **Primäre Therapie**
- <35 Jahre: 250 mg Ceftriaxon i. m. als Einmalgabe + 2 × 100 mg Doxycyclin p. o. 10 Tage
- >35 Jahre: Ciprofloxacin, Ofloxacin, jeweils 10–14 Tage p. o. oder i. v.

- **Alternativen**
- <35 Jahre: Chinolone (Gr. I,II) p. o. 10 Tage
- >35 Jahre: Ampicillin/Sulbactam, Piperacillin/Tazobactam, Cephalosporine (3. Gen.)

11.21 Epiglottitis

- **Häufigste Erreger**

H. influenzae, S. pyogenes, Pneumokokken, S. aureus

- **Primäre Therapie**

Cefuroxim, Cefotaxim, Ceftriaxon

- **Alternativen**

Ampicillin/Sulbactam, Cotrimoxazol

■ **Bemerkungen**

Häufigste Erreger bei Erwachsenen: A-Streptokokken; Therapie wie bei Kindern

11.22 Erysipel

■ **Häufigste Erreger**

A-Streptokokken; selten: Staphylokokken

■ **Primäre Therapie**

- Penicillin G 10–20 Mio I. E./die i. v. in schweren Fällen;
- Oralpenicilline 3 Mio I. E./die 10 Tage für leichte Verläufe, Benzathin-Penicillin 1 × i. m., Cephalosporine

■ **Alternativen**

Bei Penicillinallergie: Makrolide; bei Staphylokokkennachweis: Flucloxacillin

■ **Bemerkungen**

Bei häufigen Rezidiven ist eine einmalige Prophylaxe mit Benzathinpenicillin i. m. alle 3–4 Wochen indiziert.

11.23 Gasbrand

■ **Erreger**

Toxinbildende Clostridien, v. a. C. perfringens

■ **Primäre Therapie**

Penicillin G 24 Mio I. E./die i. v. (in 4–6 Dosen) + Clindamycin 3 × 900 mg i. v.

■ **Alternativen**

Ceftriaxon 2 × 2 g i. v., Erythromycin 4 × 1 g i. v.

- **Bemerkungen**

Chirurgische Konsultation und Intervention nötig. Clindamycin reduziert Toxinbildung. Hyperbare Sauerstofftherapie in Diskussion.

11.24 Gastroenteritis

- **Häufigste Erreger**

- Blut, Schleim und Leukozyten im Stuhl: Campylobacter jejuni, Salmonellen, Shigellen, Amöben, Clostridium difficile, EHEC (= enterohämorrhagische E. coli O 157:H7; hämolytisch-urämisches Syndrom), Yersinia enterocolitica

- Keine Leukozyten im Stuhl: Viren (90 % Noroviren, selten Rotaviren bei Erwachsenen), selten: ETEC = enterotoxinbildende E. coli, Vibrionen, Protozoen

- Reisen in Russland, Amerika, Asien, Afrika: Campylobacter, Shigellen, Salmonellen, V. cholerae, Lamblien, Cyclospora cayetanensis

- **Primäre Therapie**

- Erwachsene: Enteritissalmonellen: in der Regel keine Antibiotika. Immer Wasser und Elektrolyte ersetzen

- Shigellen: Chinolone (nach Antibiogramm)

- Campylobacter jejuni: in umkomplizierten Fällen keine Antibiotikatherapie; sonst Erythromycin

- Yersinia enterocolitica: keine Antibiotika, bei schwerer Erkrankung: Doxycyclin und Aminoglykosid

- Amöben: Metronidazol + lumenwirksames Medikament (▶ Amöbiasis: ▶ Kap. 11.3)

- Lamblien: Metronidazol

- Vibrio cholerae: Azithromycin 1 g p. o. als Einmalgabe

- Cyclospora cayetanensis: Cotrimoxazol

- Clostridium difficile: ▶ Enterokolitis (▶ Kap. 11.19)

- Kinder: Enteritissalmonellen: keine Antibiotika

- Behandlung nur bei Säuglingen, Kindern mit sept. Krankheitsbildern und Patienten mit eingeschränkter Abwehr mit Cotrimoxazol oder Amoxicillin 5–7 Tage
- EPEC: keine Chemotherapie oder Colistin p. o. 5–7 Tage,
- EHEC: keine Antibiotika
- Campylobacter jejuni: in umkomplizierten Fällen keine Antibiotikatherapie; sonst: Erythromycin 5–7 Tage
- Yersinia enterocolitica: keine Antibiotikatherapie oder Cotrimoxazol 5–7 Tage
- Säuglinge: enteropathogene E. coli: keine Antibiotika, ggf. Colistin, Polymyxin B oral 5 Tage,
- bei EHEC Antibiotika kontraindiziert
- Salmonellen: Ampicillin i. v. 5–7 Tage
- Shigellen: Ampicillin i. v. 5–7 Tage (nach Antibiogramm)

■ Alternativen
- Erwachsene:
  - Shigellen: Cotrimoxazol (nach Antibiogramm), Azithromycin
  - Campylobacter jejuni: Tetracycline, Azithromycin
  - Yers. enterocolitica: Cotrimoxazol
- Kinder: Campylobacter jejuni: Azithromycin, Amoxicillin
  - C. fetus: Gentamicin, Ceftriaxon, Ampicillin

■ Bemerkungen
- Enteritissalmonellen (z. B. Salmonella enteritidis, Salmonella typhimurium) *nicht antibiotisch behandeln!* Antibiotikatherapie nur bei Säuglingen, Patienten mit massiv eingeschränkter körpereigener Abwehr und bei Patienten über 70 Lebensjahren indiziert. Bei Erwachsenen: 2 × 500 mg Ciprofloxacin, 1 × 500 mg Levofloxacin p. o. 5 Tage lang (Vorsicht: Resistenz). Bei asymptomatischen Enteritissalmonellenausscheidern nur in Ausnahmefällen (z. B. Lebensmittelgewerbe) Therapieversuch mit Ciprofloxacin 2 × 500 mg p. o. 5 Tage

— Antibiotikatherapie bei Dauerausscheidern von Salmonella typhi und paratyphi B: 3 Monate 2 × 2 Tbl. Cotrimoxazol oder 2 Wochen 2 × 750 mg Ciprofloxacin

— Reisediarrhoe: Ciprofloxacin 750 mg oder 500 mg Levofloxacin oder 1 g Azithromycin (bes. bei Reisen in Süd-Ost-Asien) als Einmalgabe. In schweren Fällen 2 × 500 mg Ciprofloxacin p. o. für 3 Tage; Loperamid bei blutig-schleimiger Diarrhoe kontraindiziert

— Shigellen: Cave! Zunehmende Resistenz; deshalb möglichst Therapie nach Antibiogramm

— Unkomplizierte Campylobacter-jejuni-Infektionen nicht behandeln (Zunahme von Chinolon- und Erythromycin-resistenz)

— Infektionen mit E. coli O 157:H7 (EHEC, hämolyt.-urämisches Syndrom) nie antibiotisch behandeln

— Amöben: ▶ Amöbiasis (▶ Kap. 11.3)

— Cyclospora cayetanensis: 7 Tage Cotrimoxazol forte 2 × täglich, bei HIV 4 × täglich 10 Tage

11.25 Gonorrhoe

■ **Erreger**
Neisseria gonorrhoeae

■ **Therapie (unkomplizierte Zervizitis, Urethritis, Proktitis)**
Ceftriaxon 1 × 125 mg i. m., Cefotaxim 1 × 500 mg i. m., Cefixim 1 × 400 mg p. o., Ofloxacin 1 × 400 mg p. o., Ciprofloxacin 1 × 500 mg p. o., Levofloxacin 1 × 250 mg p. o., (wegen der häufigen Mischinfektion mit Chlamydia trachomatis wird empfohlen, zusätzlich Doxycyclin 2 × 100 mg p. o. für 7 Tage oder Azithromycin 1 g p. o. als Einzeldosis zu geben)

■ Therapie (disseminierte Infektion)

Ceftriaxon 1 × 2 g i. v. oder Cefotaxim 3 × 1 g i. v. oder Ciprofloxacin 2 × 400 mg i. v., bis 24 h nach klinischer Besserung, dann 7 Tage weiter mit Cefixim 2 × 400 mg p. o. oder Ciprofloxacin 2 × 500 mg p. o. Zusätzlich Doxycyclin oder Azithromycin wegen Chlamydien (▶ oben)

■ Bemerkungen

Grampräparat bzw. Methylenblau-Präparat geben in vielen Fällen wichtige Hinweise auf Erreger. Sexualpartner mitbehandeln!

11.26 Harnwegsinfektion

■ Häufigste Erreger

E. coli, andere Enterobakterien, Enterokokken, S. saprophyticus (junge Frauen und Kinder)

■ Primäre Therapie

Erwachsene und Kinder: Cotrimoxazol, Trimethoprim oder andere Sulfonamid/TMP-Kombinationen (lokale Resistenzsituation beachten), Fosfomycin 3 g als Einmalgabe (bei Frauen) oder Oralcephalosporine, in den meisten Fällen einer unkomplizierten HWI genügen 3 Tage, in der Schwangerschaft 7 Tage, bei Pyelonephritis (▶ Kap. 11.56) 14 Tage.

■ Alternativen

Erwachsene: Chinolone (Gr. I und II)

■ Bemerkungen

━ Mikroskopische und bakteriologische Urinkontrolle 3–5 Tage nach Beginn der Chemotherapie (Urin muss dann steril sein)

━ Katheter-assoziierte Harnwegsinfektion: systemische antibiotische Prophylaxe ist bei Patienten mit Blasenkatheter nicht routinemäßig durchzuführen. 7 Tage ist die empfohlene Dauer der antibiotischen Therapie bei Patienten mit Katheter-assoziierter Harnwegsinfektion sowie schnellem Ansprechen und 10–14 Tage bei denjenigen mit verzögertem Ansprechen. Ein 5-tägiges Therapieschema mit Levofloxacin darf nur bei nicht schwerkranken Patienten erwogen werden. Eine 3-tägige antibiotische Therapie kann bei Frauen <65 Jahre ohne Symptome einer oberen Harnwegsinfektion nach Katheterentfernung erwogen werden.

- Bei chronisch rezidivierender Harnwegsinfektion: mikroskopische, bakteriologische Urinkontrolle bis 3 Wochen nach Beendigung der Therapie wöchentlich, dann 3 Monate lang monatlich, dann 3 × in halbjährlichem Abstand

- Bei chronisch rezidivierender Harnwegsinfektion (Rezidiv bereits 1–3 Wochen nach Absetzen der Chemotherapie, bei gehäuften Reinfektionen, vesikoureteralem Reflux ohne Ostiumfehlanlage, obstruktiven Veränderungen der Harnwege bis OP möglich)

- Reinfektionsprophylaxe (≥2 in 6 Monaten): Cotrimoxazol 80 mg TMP/400 mg SMX p. o.) 1 × täglich (vorzugsweise nach dem Abendessen) oder 3 × wöchentlich oder Trimethoprim 100 mg p. o. 1 × täglich oder Cefalexin/Ciprofloxacin 250 mg p. o. 1 × täglich oder Nitrofurantoin 50–100 mg p. o. 1 × täglich oder Fosfomycin 3 g p. o. alle 10 Tage; alle Therapieschemata für 6 Monate

- Bei Säuglingen obstruktive HWI ausschließen, bei HWI ohne Sepsis nur ½ der üblichen parenteralen Dosis von Antibiotika nötig. Stets Urosepsis ausschließen! Blutkulturen!

11.27 Hirnabszess

- ### Häufigste Erreger
- Akut: Streptokokken (bis 70 %), Bacteroides, S. aureus, anaerobe Kokken, Enterobakterien
- Post-OP, post-traumatisch: S. aureus, Enterobakterien

- ### Primäre Therapie

Frontallappen	Penicillin G + Metronidazol oder
dentogen, Sinusitis	Cefotaxim + Metronidazol oder
	Ceftriaxon + Metronidazol
Temporallappen, Kleinhirn	Penicillin G + Metronidazol +
Otogen	Ceftazidim
Multiple Hirnabszesse	Oxacillin oder
Metastatisch	Flucloxacillin + Metronidazol +
	Cefotaxim oder
	Ceftriaxon
Postoperativ	Ceftazidim + Vancomycin bzw
	Teicoplanin
Hirnabszesse nach penetrierendem	Cefotaxim + Oxacillin oder
Trauma	Flucloxacillin

- ### Bemerkungen

Chirurgische Konsultation und evtl. Intervention notwendig. Therapiedauer 4–8 Wochen (Therapiekontrolle anhand bildgebender Verfahren). Antibiotikadosierungen (Tagesdosen): Penicillin G bis 24 Mio I. E., Metronidazol 4 × 500 mg, Cefotaxim 1–2 g alle 4–8 h, maximale Dosis 12 g, Ceftazidim 1–2 g alle 4–8 h, maximale Dosis 12 g, Ceftriaxon 2 × 2 g, Flucloxacillin 3 × 4 g, Vancomycin 2 × 1 g; Teicoplanin initial 800 mg, ab 2. Tag 400 mg. Bei Staphylokokkenventrikulitis und externer Liquordrainage evtl. täglich 10 mg Vancomycin intraventrikulär. Bei Nokardiose: Cotrimoxazol, Minocyclin oder Imipenem/Cilastatin (▶ Nokardiose: ▶ Kap. 11.43)

11.28 Impetigo (Kinder, Säuglinge)

- **Häufigste Erreger**

A-Streptokokken, S. aureus

- **Primäre Therapie**

Keine systemischen Antibiotika, außer bei ausgedehnten Erkrankungen, dann Penicillin G (Streptokokken) oder Flucloxacillin (S. aureus) 10 Tage, Oralpenicilline, Oralcephalosporine (2. Gen.), Makrolide

- **Bemerkungen**

Lokalantibiotika: Bacitracin- oder Mupirocinsalbe für 3–5 Tage

11.29 Katzenkratzkrankheit

- **Häufigste Erreger**

Bartonella henselae

- **Primäre Therapie**
- Erwachsene: 1 × 500 mg Azithromycin, dann 250 mg/die über 4 Tage
- Kinder: 1 × 10 mg/kg Azithromycin, dann 5 mg/kg/die über 4 Tage

- **Bemerkungen**
- Bei leichtem Verlauf keine Antibiotikatherapie
- Komplikationen: Enzephalitis, periphere Neuropathie, Retinitis, Endokarditis, granulomatöse Hepatitis, Splenitis, interstitielle Pneumonie, Osteitis

11.30 Keratitis

- **Häufigste Erreger**
  - Bakteriell: S. aureus, S. epidermidis, S. pneumoniae, S. pyogenes, Enterobakterien
  - Pilze: Candida, Aspergillen, Fusarien
  - Protozoen: Acanthamoeba
  - Kontaktlinsenträger: Ps. aeruginosa

- **Therapie**
  - Chinolone (z.B. Moxifloxacin) oder Aminoglykoside (z.B. Gentamicin) topisch
  - Amphotericin B oder Natamycin topisch;
  - Aminoglykosid + Propamidinisoethionat (Brolene®) oder Polyhexamethylenbiguanid (PHMB, Lavasept®) topisch
  - Aminoglykosid, Piperacillin oder Ciprofloxacin topisch

- **Bemerkungen**
  - Adenoviren häufigste virale Ursache; differenzialdiagnostisch auch an Herpes-simplex-Infektion denken
  - Applikation bei bakterieller Keratitis (inkl. Ps. aeruginosa) alle 15–60 min über 24–72 h, dann langsame Reduktion
  - Applikation bei Pilz-Keratitis alle 60 min mit langsamer Reduktion (sehr lange Therapie; evtl. über Monate)
  - Applikation bei Protozoen-Keratitis alle 30 min im Wechsel über 72 h, langsam reduzieren, Dauertherapie über 1 Jahr
  - Systemische Antibiose nur bei schweren Verlaufsformen mit Endophthalmitis

11.31 Konjunktivitis (eitrige)

- ■ **Häufigste Erreger**
- ▬ Erwachsene und Kinder: S. aureus, Pneumokokken, H. influenzae, Chlamydia trachomatis, Gonokokken (sehr selten)
- ▬ Säuglinge: Staphylokokken, Ps. aeruginosa, Chlamydia trachomatis, Gonokokken (sehr selten)

- ■ **Therapie**
- ▬ Erwachsene und Kinder:
  - ▬ Chinolone (z. B. Moxifloxacin, Levofloxacin) topisch
  - ▬ Chlamydien: Tetrazykline (z.B. Doxycyclin) oder Makrolide (z. B. Azithromycin; bei Kindern Erythromycin) topisch und p. o. 1–3 Wochen
  - ▬ Gonokokken: Ceftriaxon 125 mg i. m. (Einmalgabe)
- ▬ Säuglinge:
  - ▬ Staphylokokken: bei leichten Infektionen Lokalbehandlung (z. B. Bacitracin-Salbe); bei schweren Infektionen: Flucloxacillin i. v. 7–10 Tage
  - ▬ Pseudomonas aeruginosa: bei leichten Infektionen Lokalbehandlung (z. B. Kanamycin-Augentropfen); bei schweren Infektionen: Piperacillin, Ceftazidim, i. v. 7–10 Tage
  - ▬ Chlamydien: Erythromycin p. o. 14 Tage (Cave! Pneumonie)
  - ▬ Gonokokken: lokal Chloramphenicol-Augensalbe, gleichzeitig Penicillin G oder Ceftriaxon i. v. 7 Tage

- ■ **Bemerkungen**
- ▬ Grampräparate bzw. Methylenblau-Präparate geben in den meisten Fällen wichtige Hinweise auf den Erreger
- ▬ 3 Wochen nach Entbindung sind Gonokokken praktisch ausgeschlossen. Ursache der Konjunktivitis ist dann ein Verschluss des Ductus nasolacrimalis mit einer Staphylokokkensuperinfektion (häufig)

- Konjunktivitis und Keratitis bei Kontaktlinsenträgern (v. a. sog. »Vier-Wochen-Kontaktlinsen«) oft durch Ps. aeruginosa verursacht. Therapie: Ciprofloxacin als Augentropfen (alle 15–60 min über 24–72 h)
- Bei Konjunktivitis durch Chlamydien und Gonokokken Sexualpartner mitbehandeln

11.32 Kryptokokkose

■ Erreger
Cryptococcus neoformans

■ Primäre Therapie
Amphotericin B i. v. ± Flucytosin p. o. 6 Wochen, dann Fluconazol für weitere 8–10 Wochen

■ Alternativen
Bei leichteren Krankheitsverläufen Fluconazol 400 mg/ die i. v. oder p. o. mindestens 8 Wochen

■ Bemerkungen
Rezidivprophylaxe bei AIDS ggf. lebenslang mit 200 mg/die p. o. Fluconazol

11.33 Lambliasis (Giardiasis)

■ Erreger
Giardia lamblia

■ Therapie
Metronidazol 3 × 500 mg p. o. 5 Tage

■ Alternativen
Paromomycin 4 × 500 mg p. o. 7 Tage

■ **Bemerkungen**

Eine mehrfache Behandlung kann erforderlich sein; auch asymptomatische Ausscheider von Zysten behandeln.

11.34 Leberabszess

■ **Häufigste Erreger**

E. coli, Proteus, Enterokokken, S. aureus, Bacteroides, Entamoeba histolytica, Strept. milleri, Echinokokken

■ **Primäre Therapie**

Amipicillin + Aminoglykoside + Metronidazol

■ **Alternativen**

Carbapeneme, Ampicillin/Sulbactam, Piperacillin/Tazobactam, Chinolone, jeweils + Metronidazol

■ **Bemerkungen**

Chirurgische Konsultation und evtl. Intervention notwendig. Bei Leberabszessen unbedingt auch serologische Suche nach Amöben und Echinococcus (▶ Amöbiasis: ▶ Kap. 11.3). Wenn Amöbenserologie positiv, dann Monotherapie mit Metronidazol (keine chirurg. Intervention).

11.35 Legionellose

▶ Pneumonie (▶ Kap. 11.54)

11.36 Leptospirose

■ **Erreger**

Leptospira interrogans

■ **Primäre Therapie**

Penicillin G 4 × 1,5 Mio i. E. 7 Tage

■ **Alternativen**

Ceftriaxon, Doxycyclin, Ampicillin

11.37 Listeriose

■ **Erreger**

Listeria monocytogenes

■ **Primäre Therapie**

Ampicillin 3 × 2–4 g i. v. für 3–4 Wochen (+ Aminoglykosid bei schweren Infektionen, insbesondere bei Meningitis)

■ **Alternativen**

Cotrimoxazol

11.38 Lungenabszess

▶ Pneumonie (▶ Kap. 11.54)

11.39 Mastitis

■ **Erreger**

S. aureus

■ **Primäre Therapie**

▬ Erwachsene: Cephalosporine, Flucloxacillin 1 Woche
▬ Säuglinge: Dicloxacillin, Flucloxacillin, ältere 2. Generation Cephalosporine 1 Woche

- **Alternativen**
- Erwachsene: Clindamycin

- **Bemerkungen**
- Chirurgische Konsultation und evtl. Intervention notwendig. Grampräparate bzw. Methylenblau-Präparate geben in den meisten Fällen wichtige Hinweise auf den Erreger.
- Bei Säuglingen: Gramfärbung von Colostrum, Inzision oft notwendig
- Bei Mastitis außerhalb der Laktationszeit ist Clindamycin 1. Wahl, da auch Bacteroides Erreger sein können
- Mastitis ohne Abszess: Abstillen nicht erforderlich

11.40 **Mastoiditis**

- **Häufigste Erreger**
- Akut: Pneumokokken, S. aureus, H. influenzae, A-Streptokokken Ps. aeruginosa
- Chronisch: Anaerobier, Ps. aeruginosa, Enterobakterien, S. aureus, oft polymikrobiell

- **Primäre Therapie**
- Akut: Operationsindikation; begleitende Antibiotikatherapie wie bei akuter Otitis media; in schweren Fällen Cephalosporine (3. Gen.)
- Chronisch: Operationsindikation; begleitende Antibiotikatherapie mit Piperacillin/Tazobactam (Sulbactam) oder Carbapeneme

- **Bemerkungen**
Immer HNO-Konsultation notwendig

11.41 **Meningitis**

■ **Häufigste Erreger**
- Erwachsene (<50 Jahre) und Kinder (>1 Monat): Pneumokokken, Meningokokken, H. influenzae
- Erwachsene (>50 Jahre), Diabetes, Alkoholkrankheit, Immunsuppression, Schwangerschaft: Pneumokokken, Listerien, gramnegative Erreger
- Neugeborene (<1 Monat): B-Streptokokken, E. coli, Listerien, gramnegative und grampositive Erreger
- Nach neurochirurg. Operation, posttraumatisch: Pneumokokken, S. aureus, Ps. aeruginosa, gramnegative Keime
- Ventrikulitis/Meningitis aufgrund eines infizierten ventrikuloparietalen Shunts: S. epidermidis, S. aureus, gramnegative Keime, Propionibacterium acnes

■ **Primäre Therapie**
- Ceftriaxon (Erw.: 2 × 2 g; Kind.: 2 × 50 mg/kg) oder Cefotaxim (Erw.: 3 × 3–4 g; Kind.: 200 mg/kg/die) + Ampicillin (bis Listerien ausgeschlossen sind)
- Ampicillin (3–4 × 50 mg/kg) + Cefotaxim (2–3 × 50 mg/kg)
- Ampicillin (3 × 4 g) + Ceftriaxon (2 × 2 g)
- Vancomycin (Erw.: 4 × 500 mg; Kind.: 4 × 15 mg/kg) + Ceftazidim (Erw.: 3 × 2 g; Kind.: 3 × 50 mg/kg)
- Kinder: Vancomycin (4 × 15 mg/kg) + Ceftriaxon (2 × 50 mg/kg);
- Erwachsene: Vancomycin (2–4 × 1 g) + Rifampicin (600 mg/die p. o.); Shuntentfernung!

■ **Alternativen**
- Meropenem (Erw.: 3 × 2 g; Kind.: 3 × 40 mg/kg); Cave! selten Krampfanfälle
- Ampicillin (3–4 × 50 mg/kg) + Gentamicin (1–2 × 2,5 mg/kg)
- Meropenem (3 × 2 g)

▬ Meropenem (3 × 2 g; Cave! selten Krampfanfälle) + Vancomycin (2 × 1 g)
▬ Meropenem (3 × 2 g; Cave! selten Krampfanfälle) + Vancomycin (2 × 1 g)

Behandlungsdauer: 7–10 Tage; bei postoperativer Meningitis mindestens 10 Tage; bei Listerienmeningitis 21 Tage

■ **Bemerkungen**
▬ Immer Blutkulturen abnehmen. Grampräparate bzw. Methylenblau-Präparate geben in den meisten Fällen wichtige Hinweise auf den Erreger. Aktuelle Pneumokokkenresistenz ▶ Kap. 11.9, S. 140
▬ Meningitisprophylaxe ▶ Kap. 22, S. 250
▬ Bei Penicillinallergie: Chloramphenicol (bei V. a. Meningokokken) + Cotrimoxazol (bei V. a. Listerien) + Vancomycin
▬ Dexamethason-Gabe v. a. bei H.-influenzae-Meningitis reduziert im Säuglingsalter neurologische Spätschäden, bes. Schwerhörigkeit. Im Erwachsenenalter bei Pneumokokken- und Meningokokkenmeningitis empfohlen. Dosierung für alle Altersgruppen: 4 × 0,15 mg/kg i. v. 4 Tage lang jeweils 15–20 min vor der Antibiotikagabe
▬ Bei postoperativer Meningitis mit coliformen Keimen oder Ps. aeruginosa ggf. intrathekale Gabe von 2 × 4 mg Gentamicin täglich bis Liquor steril
▬ Therapie bei bekanntem Erreger:
  ▬ Pneumokokken: Penicillin (bei Penicillinallergie: Vancomycin + Rifampicin), Ceftriaxon oder Cefotaxim
  ▬ Penicillinresistente Pneumokokken: Ceftriaxon, Cefotaxim, Ceftazidim, Ceftriaxon + Vancomycin, Chinolone (Gr. IV)
  ▬ Penicillin- und cephalosporinresistente Pneumokokken mit MHK ≥2 mg/ml: Ceftriaxon + Vancomycin, Chinolone (Gr. IV)
  ▬ Meningokokken: Penicillin

- H. influenzae: Ampicillin
- Listerien: Ampicillin + Aminoglykoside
- Ps. aeruginosa: Ceftazidim + Aminoglykoside
- B-Streptokokken: Penicillin ± Aminoglykoside
- S. aureus: Flucloxacillin ± Rifampicin oder Fosfomycin
- S. epidermidis: Vancomycin, Teicoplanin, Flucloxacillin (Antibiogramm!)
- C. albicans: Amphotericin B (3–5 mg/kg) + Flucytosin (25 mg/kg), gefolgt von Fluconazol (400–800 mg)

11.42 Nekrotisierende Fasziitis, Toxic-shock-Syndrom

■ Erreger
- S. aureus (Staphylokokken-Toxic-shock-Syndrom)
- Streptokokken der Gruppen A, B, C, G (Streptokokken-Toxic-shock-Syndrom)
- Aerob-anaerobe Mischinfektionen (nekrotisierende Fasziitis)
- Clostridien

■ Therapie
- Flucloxacillin 12 g/die i. v.
- Penicillin G 24 Mio I. E./die i. v. + Clindamycin 3 × 900 mg i. v. + Immunglobuline oder Ceftriaxon 2 g/die i. v. + Clindamycin i. v. + Immunglobuline
- Meropenem, Imipenem
- Penicillin G 24 Mio I. E./die i. v. + Clindamycin 3 × 900 mg i.v.

■ Bemerkungen
Mortalität bei Fasziitis 30–50 %, bei Myositis 80 %; Clindamycin hemmt die Toxinproduktion von Streptokokken, chirurgische Intervention (Debridement, Exzision, filetierende Inzisionen, Amputationen)

11.43 **Nokardiose**

- **Erreger**

Nocardia-Spezies

- **Therapie**
- Kutane Nokardiose
- Cotrimoxazol (5–10 mg/kg/die TMP + 25–50 mg/kg/die SMX) i. v. oder p.o in 2–4 Dosen
  oder
- 2 × 100–200 mg Minocyclin p. o.
- Pulmonale, systemische, zerebrale Nokardiose
- Cotrimoxazol (initial 15 mg/kg/die TMP + 75 mg/kg/die SMX für 3–4 Wochen, dann 10 mg/kg/die TMP + 50 mg/kg/die SMX) i. v. oder p. o. in 2–4 Dosen ± Ceftriaxon 2 × 2 g
  oder
- Imipenem 4 × 500 mg i. v. + Amikacin 2 × 7,5 mg/kg für 3–4 Wochen, dann weiter mit Cotrimoxazol oder Minocyclin p. o.

- **Bemerkungen**
- Vor allem bei Patienten mit abgeschwächter körpereigener Abwehr (z. B. Zytostatikatherapie) und Lungenbefund an Nokardien denken!
- Therapiedauer bei Immunkompetenten 3 Monate, bei Immunsupprimierten 6–12 Monate; 2 × 600 mg Linezolid evtl. Alternative
- Endokarditis: Imipenem + Amikacin für 2 Monate, dann Cotrimoxazol für 4 Monate (Einzelfallbericht)

11.44 Orbitaphlegmone

- **Häufigste Erreger**

S. aureus, A-Streptokokken, H. influenzae (Kinder <5 Jahre), Pneumokokken, M. catarrhalis, Anaerobier, gramnegative Keime (posttraumatisch)

- **Primäre Therapie**

Cephalosporin (2./3. Gen.) + Metronidazol, Ampicillin/Sulbactam

11.45 Osteomyelitis

- **1. Akute Osteomyelitis**

Häufigste Erreger:
- Erwachsene: S. aureus
- Kinder >4 Monate: S. aureus, A-Streptokokken, selten gramneg. Keime
- Kinder <4 Monate: S. aureus, gramnegative Keime, B-Streptokokken
- Erwachsene Patienten mit Sichelzellanämie/Thalassämie: Salmonella-Spezies
- Patienten mit Hämodialyse, Drogenabhängigkeit, Diabetes mellitus: S. aureus, Ps. aeruginosa
- Nach Trauma, bei Weichteilinfektionen: Polymikrobiell (inkl. Anaerobier)
- Nach operativer Versorgung einer Fraktur: gramneg. Keime, S. aureus, Ps. aeruginosa
- Nach Sternotomie S. aureus, S. epidermidis

Primäre Therapie:
- Flucloxacillin/Oxacillin/Cefazolin (MSSA), Glykopeptide (MRSA)
- Flucloxacillin + Cephalosporin (3. Gen.), Glykopeptide (MRSA)

- Flucloxacillin + Cephalosporin (3. Gen.), Glykopeptide (MRSA)
- Chinolone
- Flucloxacillin/Oxacillin + Ciprofloxacin, Glykopeptide (MRSA)
- Ampicillin/Sulbactam, Amoxicillin/Clavulansäure, Piperacillin/Tazobactam bzw. Sulbactam oder Cephalosporin + Metromidazol, Glykopeptide (MRSA)
- Flucloxacillin/Oxacillin + Ciprofloxacin, Glykopeptide (MRSA)
- Vancomycin oder Teicoplanin + Rifampicin

Alternativen:
- Cephalosporin (2. Gen.), Chinolone + Rifampicin (MSSA)
- Clindamycin ± Cephalosporin (3. Gen.), Chinolone + Rifampicin (MSSA)
- Clindamycin + Cephalosporin (3. Gen.), Chinolone + Rifampicin (MSSA)
- Cephalosporine (3. Gen.)
- Vancomycin + Ciprofloxacin, Chinolone + Rifampicin (MSSA), Piperacillin/Tazobactam (Pseudomonas)
- Carbapenem
- Vancomycin + Cephalosporin (3. Gen.) mit Wirksamkeit gegen Pseudomonaden oder Piperacillin/Tazobactam
- Linezolid

Bemerkungen:
- Mikrobiologische Kulturen sind unabdingbar
- Bei hoher MRSA-Rate: Vancomycin oder Teicoplanin. Manche Quellen empfehlen die Gabe von Linezolid und Daptomycin bei Osteomyelitis durch MRSA
- Praktisch immer operatives Débridement notwendig (Ausnahme: hämatogene Osteomyelitis bei Kindern)

- Therapiedauer: 6–8 Wochen (bei der hämatogenen Osteo-
  myelitis bei Kindern reichen in der Regel 3 Wochen, davon
  die ersten 2 Wochen i. v.)
- Umstellung von i. v.- auf orale Therapie nach Entfieberung,
  Schmerzfreiheit und Normalisierung der Leukozytose, der
  Linksverschiebung und des CRP-Wertes
- Keine Umstellung auf Oraltherapie bei Patienten mit Dia-
  betes oder schweren peripheren, vaskulären Erkrankungen
- Bei kulturnegativer Osteomyelitis v. a. bei Kindern an Kingella kingae denken
- Bei Therapieversagen immer Tuberkulose ausschließen
- Bei Neugeborenen oft afebriler Verlauf (Risikofaktoren:
  Beatmung, Frühgeburt)
- Sog. »small colony variants« (SCV) von S. aureus haben
  eine ausgeprägte Wachstumsretardierung auf üblichen An-
  zuchtmedien. Sie zeichnen sich durch reduzierte Antibioti-
  ka-Empfindlichkeit und ein hohes Potential zu rekurrie-
  renden Infektionen aus (u. U. induziert durch Verwendung
  von Gentamicin-imprägnierten PMMA)

■ 2. Chronische Osteomyelitis

Häufigste Erreger:
S. aureus, Enterobakterien, Ps. aeruginosa

Bemerkungen:
- Therapiedauer u. U. bis 6 Monate
- Immer gezielte Therapie bei Erregernachweis
- Debridement

■ 3. Osteomyelitis (nach Gelenkimplantation)
Häufigste Erreger:
Streptokokken, S. aureus, Ps. aeruginosa

Empirische Therapie:
Therapie nach mikrobiologischen Befund

Gezielte Therapie (immer Erregernachweis anstreben):

- S. aureus: Flucloxacillin i.v. + Rifampicin p.o. für 2 Wochen, dann Ciprofloxacin oder Levofloxacin p.o. + Rifampicin p.o.
- MRSA: Vancomycin i.v. + Rifampicin p.o. für 2 Wochen, dann Cotrimoxazol (oder Fusidinsäure) p.o. + Rifampicin p.o.
- Streptokokken: Penicillin G i. v. oder Ceftriaxon i. v. für 4 Wochen, dann Amoxicillin p. o.
- Anaerobier: Clindamycin i. v. für 2–4 Wochen, dann Clindamycin p. o.
- P. aeruginosa: Ceftazidim i. v. + Aminoglykoside i. v. für 2–4 Wochen, dann Ciprofloxacin p. o.
- Andere gramnegative Erreger: Ciprofloxacin p. o.
- Mischflora: Imipenem oder Piperacillin/Tazobactan für 2–4 Wochen, dann p.o. entsprechend Antibiogrammen

Bemerkungen:

- Bei chronisch-schleichender Implantat-Infektion in der Regel keine Leukozytose und keine Linksverschiebung
- Intraoperative Kulturen von Biopsien nur bei Infektionsverdacht
- Nur bei Vorliegen von mehreren positiven Biopsien und/oder Nachweis einer eitrigen Entzündung in der Histologie ist auf eine Infektion zu schließen
- Operativer Eingriff in jedem Fall notwendig für den Erfolg der antibiotischen Therapie: Bei kurzer Infektionsdauer und stabiler Prothese genügt ein Débridement in Kombination mit antibiotischer Therapie; ansonsten muss das infizierte Implantat ersetzt werden; im Fall von wenig virulenten Erregern und günstigen Knochen- und Gewebeverhältnissen kann ein einzeitiger Wechsel versucht werden
- Therapiedauer: mindestens 3 Monate bei Osteosynthesen und Hüftgelenkprothesen; mindestens 6 Monate bei Kniegelenkprothesen; mindestens jedoch bis einen Monat nach Normalisierung von Leukozyten und CRP und der klinischen Infektzeichen

11.46 Otitis externa

- **Häufigste Erreger**

Ps. aeruginosa, Proteus, Streptokokken, Staphylokokken

- **Primäre Therapie**
- Bei leichten Formen der Otitis externa (»swimmer's ear«) lokal z. B. Dexa-Polyspectran® in den gereinigten Gehörgang
- Bei Verschlechterung Ciprofloxacin-Ohrentropfen; Hydrocortison

- **Bemerkungen**
- Immer HNO-Konsil. Bei Versagen der primären Therapie: pseudomonaswirksame Penicilline (z. B. Piperacillin) bzw. Cephalosporine (z. B. Ceftazidim)
- Cave! Otitis externa maligna (z. B. bei Diabetikern): immer Antibiotika mit Pseudomonaswirksamkeit in Kombination mit Aminoglykosiden

11.47 Otitis media

- **Häufigste Erreger**
- Erwachsene und Kinder: in bis zu 50 % Viren, Pneumokokken, H. influenzae (häufiger bei Kindern), Streptokokken, Moraxellen
- Säuglinge: gramneg. Bakterien, Staphylokokken, H. influenzae, Streptokokken, Pneumokokken

- **Primäre Therapie (bei bakteriellem Infekt)**

Ampicillin/Sulbactam, Amoxicillin/Clavulansäure

- **Alternativen**
- Erwachsene und Kinder: Oralcephalosporine (2. Gen.); Azithromycin (Kinder: 30 mg/kg als Einmalgabe); Ceftriaxon

- **Bemerkungen**
- Bei Kindern primär keine Antibiotika, sondern erst Analgetika. Antibiotika erst, wenn keine Besserung am nächsten Tag (Kinder von $^1/_2$–2 Jahre) bzw. am 3. Tag (Kinder >2 Jahre). Dies gilt nicht bei Kindern mit schlechtem AZ oder Otorrhoe (Cave! Mastoiditis)
- Therapiedauer: 10 Tage, wenn Patient <2 Jahre; 5–7 Tage, wenn Patient ≥2 Jahre; kürzer mit Azithromycin (3–5 Tage) oder Ceftriaxon i. m. für 3 Tage. Ceftriaxon 50 mg/kg i. m. als Einzeldosis mit nachgewiesener Wirksamkeit nur bei Kindern zwischen 7–21 Monaten
- Bei penicillinresistenten Pneumokokken Erhöhung der Amoxicillindosis auf 80 mg/kg/die in 3 Dosen. Aktuelle Pneumokokkenresistenz: ▶ Kap. 11.9, S. 140.

11.48 Pankreatitis (akute, chronische)

- **Häufigste Erreger**

Meist nicht bakteriell bedingt (Alkohol!); Enterobakterien, Enterokokken, S. aureus, S. epidermidis, Anaerobier, Candida-Spezies

- **Primäre Therapie**
- Keine: wenn alkoholbedingt und ohne Nekrosen
- Bei Nekrosen und infizierten Pseudozysten oder infizierten Nekrosen: Carbapeneme 2(–4) Wochen

- **Alternativen**

Chinolone (Gr. II, III) + Metronidazol, Cephalosporine + Metronidazol

- **Bemerkungen**

Chirurgische Konsultation und evtl. Intervention notwendig

11.49 Parotitis (bakteriell)

- **Häufigste Erreger**

S. aureus, Streptokokken, H. influenzae, Mundflora

- **Therapie**

Cephalosporin (2. Gen.), Flucloxacillin, Amoxicillin/Clavulan-
säure, Ampicillin/Sulbactam für 14 Tage

- **Bemerkungen**

Differenzialdiagnose: Granulomatöse Entzündung (atypische
Mykobakterien, Pilze, Sarkoidose, Sjögren-Syndrom, Tumor):
keine Entzündungszeichen, Therapie nach Histologie

11.50 Perikarditis

- **Häufigste Erreger**
  - Erwachsene: Viren, S. aureus, Pneumokokken, A-Strepto-
    kokken, gramneg. Keime, Tuberkelbakterien, Rickettsien,
    Chlamydien, Coxiella burnetii, Mykoplasmen
  - Kinder: Staphylokokken, H. influenzae, Pneumokokken,
    Meningokokken, Streptokokken, gramneg. Keime

- **Primäre Therapie (eitrige Perikarditis)**

Oxacillin (oder Flucloxacillin) + Ciprofloxacin für 4–6 Wochen

- **Alternativen**

Vancomycin + Ciprofloxacin für 4–6 Wochen (high risk of
MRSA); bei Tuberkelbakterien (▶ Tuberkulose: ▶ Kap. 11.67)

- **Bemerkungen**

Chirurgische Konsultation und evtl. Intervention notwendig.
Grampräparate bzw. Methylenblau-Präparate geben in den
meisten Fällen wichtige Hinweise auf den Erreger. Umfangreiche

kulturelle (Anaerobier, Pilze, Tbc) sowie serologische Untersuchungen (Rickettsien, Ornithosen, Lues, Viren) durchführen lassen.

11.51 **Peritonitis**

- ■ **Häufigste Erreger**
- ▬ Primär, spontan bakteriell: Enterobakterien (60 %), Pneumokokken (15 %), Enterokokken (10 %), Anaerobier (<1 %)
- ▬ Sekundär: Enterobakterien, Enterokokken, Bacteroides
- ▬ Bei CAPD: am häufigsten S. aureus. S. epidermidis, Ps. aeruginosa, gramneg. Erreger

- ■ **Primäre Therapie**
- ▬ Ampicillin/Sulbactam, Piperacillin/Tazobactam bzw. Sulbactam 5(–14) Tage
- ▬ Cephalosporine (2./3. Gen.) + Metronidazol, Ertapenem 5–7 Tage
- ▬ Cephalosporine (3. Gen.) + Vancomycin (intraperitoneal, in schweren Fällen + i. v.)

- ■ **Alternativen**
- ▬ Cefotaxim, Ceftriaxon
- ▬ Ampicillin/Sulbactam, Piperacillin/Tazobactam, Carbapeneme, Chinolone + Metronidazol, Chinolone (Gr. IV)
- ▬ Vancomycin + Aminoglykosid

- ■ **Bemerkungen**
Bei ca. 30 % der Patienten mit Leberzirrhose und Aszites kommt es zur primären Peritonitis (Antibiotikagabe bei >250 Zellen/mm^3) innerhalb eines Jahres. Gelegentlich können auch Pilze eine primäre Peritonitis hervorrufen. Bei hoher Rate ESBL-pos. Klebsiellen oder E. coli Gabe von Carbapenemen. Chirurgische

Konsultation und evtl. Intervention notwendig. Grampräparate bzw. Methylenblau-Präparate geben in den meisten Fällen wichtige Hinweise auf den Erreger. Blutkulturen hilfreich für Erregerätiologie. Prophylaxe der spontan bakteriellen Peritonitis: ▶ Kap. 22, S. 252.

11.52 Pertussis

■ **Erreger**
Bordetella pertussis

■ **Primäre Therapie**
━ Kinder: Erythromycin-Estolat 40 mg/kg/die in 3 Dosen 14 Tage
━ Erwachsene: Azithromycin 500 mg am 1. Tag, 250 mg an Tag 2–5

■ **Alternativen**
Cotrimoxazol (bei Erythromycinunverträglichkeit) 14 Tage; Clarithromycin 7 Tage

■ **Bemerkungen**
10–20 % der Erwachsenen mit Husten >14 Tage haben Keuchhusten.

11.53 Pleuraempyem

■ **Häufigste Erreger**
Pneumokokken, A-Streptokokken, S. aureus, Enterobakterien, Anaerobier (bei chron. Empyem)

■ **Primäre Therapie**
Cephalosporine (3. Gen.) ± Clindamycin

- ■ **Alternativen**

Amoxicillin/Clavulansäure, Ampicillin/Sulbactam, Piperacillin/
Tazobactam, Vancomycin, Carbapeneme

- ■ **Bemerkungen**

Chirurgische Konsultation und evtl. Intervention notwendig.
Grampräparate bzw. Methylenblau-Präparate geben in den
meisten Fällen wichtige Hinweise auf den Erreger. Aktuelle
Pneumokokkenresistenz: ► Kap. 11.9, S. 140

11.54 **Pneumonie**

- ■ **Häufigste Erreger**
- ▬ Erwachsene:
  - ▬ ambulant erworben, Patients ohne Risikofaktoren:
    Pneumokokken, Mykoplasmen, Chlamydien, H. influ-
    enzae, Moraxellen, Legionellen, Viren
  - ▬ ambulant erworben, Patients mit Risikofaktoren (Pa-
    tienten >60, Diabetes, Alkoholkrankheit): Pneumokok-
    ken, H. influenzae, Mykoplasmen, Legionellen, Chla-
    mydien, Moraxellen, polymikrobiell, Aspirationsrisiko!
  - ▬ nosokomial: nicht beatmet: Pneumokokken, H. influ-
    enzae, K. pneumoniae, S. aureus beatmet: Ps. aeruginosa,
    S. aureus, Enterobacter-Spezies, Acinetobacter-Spezies,
    Klebsiellen, Candida albicans (bes. in der Neutropenie
    und bei Antibiotikatherapie >1 Woche), Legionellen
  - ▬ Aspirationspneumonie mit oder ohne Abszess: Bacter-
    oides-Spezies, Peptostreptokokken, Fusobakterien, Strep-
    tococcus-milleri-Gruppe
- ▬ Kinder:
  - ▬ 1–3 Monate: C. trachomatis, Viren
  - ▬ 4 Monate bis 5 Jahre: Viren, Pneumokokken, H. influ-
    enzae, Mykoplasmen, Chlamydien,
  - ▬ 5–18 Jahre: Mykoplasmen, Pneumokokken, Chlamydien

- **Primäre Therapie**
- Erwachsene:
  - Amoxicillin/Clavulansäure, Makrolide
  - Cephalosporine (3. Gen.) + Makrolid oder Levo-floxacin
  - nicht beatmet: Cephalosporine (2./3. Gen.) ± Vanco-mycin (bei hochgradigem V. a. MRSA), beatmet: Cefta-zidim ± Aminoglykosid oder in Kombination mit Chi-nolon ± Vancomycin (bei hochgradigem V. a. MRSA)
  - Cephalosporine (2. Gen.) + Metronidazol
- Kinder:
  - Makrolide (+ Cefotaxim bei hohem Fieber) 10–14 Tage
  - (Oral) Cephalosporin (2. Gen.) + Makrolide oder Ciprofloxacin (nicht zugelassen)
  - Makrolide (bei V. a. Pneumokokken + [Oral] Cephalo-sporin)

- **Alternativen**
- Erwachsene:
  - Ampicillin/Sulbactam + Makrolid, Chinolone (Gr. III oder IV);
  - Piperacillin/Tazobactam oder Carbapeneme in Kombi-nation mit Makrolid, Chinolone (Gr. III oder IV)
  - nicht beatmet: Chinolone (Gr. III oder IV) oder Ampi-cillin/Sulbactam ± Linezolid (hochgradiger V.a. MRSA), beatmet: Piperacillin/Tazobactam oder Cefepim oder Carbapeneme in Kombination mit Aminoglykosid oder Ciprofloxacin ± Linezolid (hochgradiger V.a. MRSA)
  - Ampicillin/Sulbactam, Carbapeneme, Chinolone (Gr. IV), Piperacillin/Tazobactam

- **Bemerkungen**
- Mindestbehandlungsdauer bei Pneumokokken 3 Tage nach Entfieberung, bei nekrotisierender Pneumonie 2–3 Wochen

- Aktuelle Pneumokokkenresistenz ▶ Kap. 11.9, S. 140. Bei Penicillin (teil)resistenz: Cefotaxim, Ceftriaxon, Cefepim oder Chinolone (Gr. III oder IV)
- Blutkulturen häufig hinweisend auf Erregerätiologie; Nutzen der Blutkultur bei der unkomplizierten, ambulant erworbenen Pneumonie jedoch umstritten
- Fauliger Auswurf: Verdacht auf Lungenabszess mit Anaerobiern
- Bei jüngeren Erwachsenen und Kindern >5 Jahre sind Mykoplasmen relativ häufig, deshalb empirisch Makrolide einsetzen
- Bei immunsuppremierten Patienten müssen Pneumocystis jiroveci, Mykobakterien und Pilze in den diagnostischen Algorithmus aufgenommen werden
- Pneumocystis-carinii-Pneumonie: 15–20 mg/kg/die Trimethoprim + 75–100 mg/kg/die Sulfamethoxazol in 3–4 Dosen 21 Tage (die ersten 48 h i. v.) + Folinsäure 15 mg ± Prednisolon. Alternativen: 4 mg/kg/die i. v. Pentamidin 21 Tage
- Legionellen-Pneumonie: 1 × 500 mg p. o. Azithromycin mindestens 5 Tage. Bei schwerer Pneumonie: 4 × 0,5–1 g Erythromycin ± 600 mg/die Rifampicin 14 Tage oder 2 × 500 mg Clarithromycin 14 Tage oder 2 × 500 mg i. v. Levofloxacin 7–14 Tage oder 3 × 400 mg Ciprofloxacin 10 Tage
- Psittakose (Chlamydia psittaci): Doxycyclin oder Makrolide für 2 Wochen
- Candidapneumonie: ▶ Candidiasis (▶ Kap. 11.11)
- Säuglinge: bei interstitieller Pneumonie neben Zytomegalieviren nicht selten auch Pneumocystis jiroveci (carinii) (20 mg/kg/die Trimethoprim und 100 mg/kg/die Sulfamethoxazol oder Pentamidin 4 mg/kg/die)

11.55 Prostatitis

- **Häufigste Erreger**
  - Akut: Enterobakterien, C. trachomatis, N. gonorrhoeae
  - Chronisch: Enterobakterien, Enterokokken, Ps. aeruginosa

- **Primäre Therapie**
  - Akut: Chinolone p. o. 10–14 Tage
  - Chronisch: Chinolone p. o. 4 Wochen

z. B. 2 × 500 mg p. o. Ciprofloxacin, 2 × 400 mg p. o. Norfloxacin, 1 × 500 mg p. o. Levofloxacin

- **Alternativen**
  - Akut: Cotrimoxazol (2 × 160 mg TMP/800 mg SMZ) 10–14 Tage
  - Chronisch: Cotrimoxazol (2 × 160 mg TMP/800 mg SMZ) (1–)3 Monate

- **Bemerkungen**

Bei Männern <35 Jahre häufig Gonokokken und Chlamydien (Therapie ▶ Gonorrhoe: ▶ Kap. 11.25)

11.56 Pyelonephritis

- **Häufigste Erreger**
  - Akut: E. coli (>80 %), andere Enterobakterien
  - Chronisch, rezidivierend: E. coli, Proteus, Klebsiella, Enterokokken

- **Primäre Therapie**
  - Akut: milder Verlauf: Chinolone p. o. 7 Tage
  - Schwerer Verlauf: Cephalosporine (3.Gen) i. v. für 10–14 Tage oder Chinolone i. v. 10–14 Tage

— Chronisch, rezidivierend: Oralcephalosporine für 4–6 Wochen

■ **Alternativen**
— Akut: milder Verlauf: Oralcephalosporine für 7 Tage
— Schwerer Verlauf: Piperacillin/Tazobactam, jeweils 10–14 Tage
— Chronisch, rezidivierend: Amoxicillin/Clavulansäure, Ampicillin/Sulbactam, Chinolone für 4–6 Wochen

■ **Bemerkungen**
— Gegen Enterokokken wirken Cephalosporine nicht. Deshalb mikrobiologische Diagnostik
— Akut: Mikroskopische und bakteriologische Urinkontrolle 3–5 Tage nach Beginn der Antibiotika-Therapie (Urin muss dann steril sein); i. v.-Therapie bis 1–2 Tage nach Entfieberung, dann Umstellung auf orale Gabe
— Chronisch: Mikroskopische, bakteriologische Urinkontrolle bis 3 Wochen nach Beendigung der Therapie wöchentlich, dann 3 Monate lang monatlich, dann 3 × in halbjährlichem Abstand
— Bei chronisch rezidivierender Harnwegsinfektion (z. B. Rezidiv bereits 1–3 Wochen nach Absetzen der Chemotherapie) Obstruktion ausschließen und Reinfektionsprophylaxe: nach Erregerelimination fortlaufend (mind. ½ Jahr) 1 × täglich nach dem Abendessen Antibiotikum in ⅓ der üblichen Tagesdosis (z. B. 50–100 mg Nitrofurantoin, 1 Tbl. Cotrimoxazol usw.)

11.57 Q-Fieber

- ■ **Erreger**

Coxiella burnetii

- ■ **Therapie**
- ▬ Akut: Doxycyclin 2 × 100 mg p. o. oder i. v. für 14–21 Tage; Chinolone bei Meningoencephalitis
- ▬ Endokarditis oder chronische Form: Doxycyclin + Chloroquin mindestens 18 Monate

- ■ **Bemerkungen**

Bei akuter Hepatitis im Rahmen des Q-Fiebers ist aufgrund der starken Immunantwort die Gabe von 40 mg/die Prednison für 7 Tage sinnvoll; bei chronischem Q-Fieber Antikörperkontrolle $^1/_4$-jährlich.

11.58 Salpingitis (Adnexitis, pelvic inflammatory disease)

- ■ **Häufigste Erreger**

Chlamydien, Gonokokken, Bacteroides-Spezies, Enterobakterien, Streptokokken, Mykoplasmen

- ■ **Primäre Therapie (ambulant)**

250 mg Ceftriaxon i. m. oder i. v. einmalig, dann Doxycyclin p. o. ± Metronidazol

- ■ **Primäre Therapie (stationär)**

Cephalosporine (2. Gen.) p. o. + Doxycyclin p. o. für 10–14 Tage

- ■ **Alternativen (ambulant)**

Chinolon (Gr. II, III) + Metronidazol

- **Alternativen (stationär)**

Ampicillin/Sulbactam i. v. oder Ertapenem i. v. + Doxycyclin
p. o.; Clindamycin + Gentamicin, dann Doxycyclin

- **Bemerkungen**
 - Therapiedauer: 10–14 Tage
 - Immer Partner mitbehandeln
 - In der Schwangerschaft: Makrolide statt Doxycyclin
 - Laparoskopie, wenn nicht-invasive Diagnostik ergebnislos

11.59 Scharlach

▶ Tonsillitis (▶ Kap. 11.64)

11.60 Sepsis

- **Häufigste Erreger**
 - Erwachsene:
   - Venenkathetersepsis: S. aureus, S. epidermidis, Candida albicans (v. a. bei Hyperalimentation)
   - Urosepsis: Enterobakterien (meist E. coli), Entero-kokken; nach urologischen Eingriffen: Proteus, Serratia, Enterobacter, Ps. aeruginosa
   - Wundinfektionssepsis: Staphylokokken, Streptokokken, E. coli; Anaerobier
   - Bei Neutropenie: S. epidermidis, Enterobakterien, Ps. aeruginosa, Candida albicans
   - Pulmonale Sepsis: Pneumokokken, S. aureus, Klebsiellen; bei Beatmung: Ps. aeruginosa, S. aureus
   - Puerperalsepsis (sept. Abort): aerob-anaerobe Misch-infektion, Chlamydien
   - Abdominelle Sepsis: Enterobakterien, Anaerobier, Enterokokken; nach ERCP häufig Ps. aeruginosa

- Säuglinge und Kinder: Staphylokokken, Streptokokken, Pneumokokken, Meningokokken, H. influenzae, E. coli, Ps. aeruginosa, Klebsiella pneumoniae, Candida-Spezies
- Neugeborene:
    - <1 Woche: B-Streptokokken, E. coli, Klebsiellen, Enterobacter-Spezies
    - 1–4 Wochen: wie oben, aber auch H. influenzae, S. epidermidis

- **Primäre Therapie**
- Erwachsene:
    - SIRS ohne nachgewiesenen Herd: Imipenem oder Meropenem (Vancomycin)
    - Vancomycin (Candida-Sepsis ▶ Candidiasis: ▶ Kap. 11.11)
    - Cephalsoporin (3. Gen), Piperacillin/Tazobactam, Ampicillin/Sulbactam,
    - Cephalosporine (2. Gen.), Ampicillin/Sulbactam ± Metronidazol
    - Pseudomonas-wirksames Cephalosporin (z. B. Ceftazidim) oder Penicillin (z. B. Piperacillin) jeweils ± Vancomycin oder Teicoplanin (high risk MRSA) ± Aminoglykosid
    - Cephalosporin (2./3. Gen.) (± Aminoglykosid) + Makrolid, wenn ambulant erworben
    - Ampicillin/Sulbactam + Doxycyclin
    - Cephalosporin (3. Gen.) + Metronidazol, Piperacillin/Tazobactam
    - Therapiedauer jeweils bis 3–5 Tage (bei Neutropenie bis 7 Tage) nach Entfieberung; bei S. aureus 4 Wochen
- Säuglinge und Kinder: Cephalosporin (3. Gen.)
- Neugeborene: Ampicillin + Ceftriaxon

- ■ **Alternativen**

Ohne nachgewiesenen Herd: Piperacillin/Tazobactam bzw. Sulbactam ± Aminoglykosid oder ± Daptomycin, Cephalosporin (3. Gen.) ± Aminoglykosid

- Erwachsene:
  - Daptomycin
  - Imipenem, Meropenem Chinolone (Gr. II/III)
  - Ampicillin/Sulbactam, Piperacillin/Tazobactam bzw. Sulbactam, Carbapeneme (sekundäre Sepsis nach Bauchoperation)
  - Meropenem, Imipenem ± Aminoglykosid ± Vancomycin
  - Ampicillin/Sulbactam, Piperacillin/Tazobactam, jeweils ± Aminoglykosid ± Vancomycin oder Linezolid (bei hochgradigem V.a. MRSA)
  - Cephalosporine (3. Gen.) + Clindamycin, Ertapenem + Doxycyclin
  - Chinolone (Gr. II/III) + Metronidazol, Imipenem, Meropenem
- Säuglinge und Kinder: Flucloxacillin + Cefuroxim
- Neugeborene: Ampicillin + Cefotaxim

- ■ **Bemerkungen**
- Kombinationstherapie mit Aminoglykosiden, wenn Zustand lebensbedrohlich und/oder gramneg. Erreger wahrscheinlich, immer bei Ps. aeruginosa, Acinetobacter und Serratia
- Venenkatheter, Beatmungstherapie und Blasenkatheter sind die häufigsten Ursachen krankenhauserworbener Sepsis; deshalb nach Möglichkeit Katheter entfernen, wenn Zusammenhang mit Sepsis wahrscheinlich
- Nicht getunnelte bzw. nicht implantierte Venenkatheter: nur bei S. epidermidis Versuch einer Katheterlocktherapie (▶ Candidose: ▶ Kap. 11.11), ansonsten Entfernung des Katheters

- Getunnelte bzw. implantierte Venenkatheter: nur bei unkomplizierten Infektionen Versuch einer Katheterlocktherapie (▶ Candidose: ▶ Kap. 11.11), ansonsten Entfernung des Katheters
- Bei Pilzsepsis: Katheter immer entfernen
- Katheterlocktherapie (nur in Kombination mit einer Antibiotikatherapie): 50–100 I. E. Heparin in 5 ml NaCl + Vancomycin (1–5 mg/ml) oder + Gentamicin (1–2 mg/ml) oder + Ciprofloxacin (1–2 mg/ml). Katheterlumen (2–5 ml) damit zwischen den Medikamentenapplikationen oder z. B. 12 h über Nacht füllen; vor Gabe von Medikamenten die Lösung aus dem Katheter ziehen; Dauer der Therapie: 2 Wochen
- MSSA-Sepsis: Vancomycin ist weniger wirksam als Flucloxacillin; Cave! Endokarditis v. a. bei ZVK
- Septischer Schock bei parenteraler Ernährung: Stets an kontaminierte Infusionen denken! Rest der Infusionsflüssigkeit bakteriologisch untersuchen
- Bei neutropenischen Patienten mit Fieber nach 5-tägiger empirischer antibiotischer Therapie muss die Zugabe von Antimykotika erwogen werden
- Bei Säuglingen stets Begleitmeningitis oder HWI ausschließen

11.61 Sinusitis

- **Häufigste Erreger**
- Akut: Pneumokokken, H. influenzae, Moraxellen, Staphylokokken.
- Chronisch: Staphylokokken, Streptokokken, H. influenzae, Anaerobier

- **Primäre Therapie**
  - Akut: Amoxicillin ± Clavulansäure, Ampicillin ± Sulbactam 10–14 Tage
  - Chronisch: Antibiotikatherapie häufig nicht effektiv. Bei akuter Exazerbation: Therapie wie akut
- **Alternativen**
  - Akut: Oralcephalosporine (2./3. Gen.), Clindamycin, Chinolone (Gr. III, IV)
- **Bemerkungen**

Aktuelle Pneumokokkenresistenz in Deutschland: ► Kap. 11.9, S. 140

11.62 Syphilis

- **Erreger**

Treponema pallidum

- **Primäre Therapie**
1. **Frühsyphilis (Verlauf von weniger als einem Jahr):**
   - Benzathin-Penicillin: 2,4 Mio I. E. i. m. Einmalgabe
   - Bei Penicillinallerie:
     - Doxycyclin 2 × 100 mg p. o. 14 Tage
     - Ceftriaxon 1 g/die i. m. oder i. v. 8–10 Tage
2. **Spätsyphilis (Verlauf von mehr als einem Jahr):**
   - Benzathin-Penicillin G: 2,4 Mio I. E. i. m. wöchentlich für 3 Wochen
     - Bei Penicillinallergie:
       - Doxycyclin 2 × 100 mg p. o. 28 Tage
       - Tetracycline 4 × 500 mg p. o. 28 Tage
3. **Syphilis in der Schwangerschaft:**
   - Benzathin-Penicillin G: 2,4 Mio I. E. i. m.
   - Bei Penicillinallergie:
     - Ceftriaxon 250 mg/die i. m. für 10 Tage (Parallelallergie ausschließen!)

4. **Neurosyphilis:**
   - Penicillin G: 4 × 5 Mio I. E./die i. v. 10–14 Tage
5. **Kongenitale Syphilis:**
   - Penicillin G: 100.000–150.000 I. E./kg/die i. v. in 2–3 Dosen oder Procain-Penicillin G: 50.000 I. E./kg/die i. m., jeweils für mindestens 10–14 Tage

- ■ **Bemerkungen**

Bei Säuglingen stets Liquorpunktion zum Ausschluss einer ZNS-Beteiligung

11.63 Tetanus

- ■ **Erreger**

Clostridium tetani

- ■ **Primäre Therapie**

Metronidazol 4 × 500 mg/die für 7–10 Tage + Antitoxin 6000 I. E. i. m. + Immunglobulin

- ■ **Alternativen**

Penicillin G (24 Mio I. E./die) 10 Tage, Tetracycline

- ■ **Bemerkungen**

Muskelrelaxation mit Diazepam. Postexpositionelle Prophylaxe
► Kap. 22, S. 254

11.64 Tonsillitis (eitrige)

- ■ **Häufigste Erreger**

A-Streptokokken

- ■ **Primäre Therapie**

Penicillin V für 10 Tage

- **Alternativen**

Oralcephalosporine (2. Gen.) oder Makrolide

- **Bemerkungen**

Resistenzrate der Streptokokken gegen Makrolide in Deutschland ansteigend (10–20 %). Bei persistierendem A-Streptokokkennachweis mit Tonsillitis/Pharyngitis: Clindamycin (5 Tage)

11.65 **Toxic-shock-Syndrom**

▶ Nekrotisierende Fasziitis (▶ Kap. 11.42)

11.66 **Toxoplasmose**

- **Erreger**

Toxoplasma gondii

- **Therapie**

- Erwachsene und Kinder (transfusionsbedingt, aktive Choriorektonitis): Pyrimethamin (2 × 100 mg am 1. Tag, dann 25–50 mg/die p. o.) + Sulfadiazin 4 × 1–1,5 g p. o. + Folinsäure 3 × 10–15 mg/Woche p. o.; Therapie bis 1–2 Wochen nach Verschwinden der Symptome; Folinsäure noch eine Woche länger geben
- Schwangere bis 18. Schwangerschaftswoche: 3 × 1 g p. o. Spiramycin (Rovamycine®)
- Zerebrale Toxoplasmose bei AIDS: Pyrimethamin (1 × 200 mg, dann 75–100 mg p. o.) + Sulfadiazin 4 × 1–1,5 g p. o. + Folinsäure 15 mg/die; Therapie bis 4–6 Wochen nach Verschwinden der Symptome, dann Suppressionstherapie
- Alternativen zu Sulfadiazin: 4 × 600 mg Clindamycin; Atovaquon 4 × 750 mg, Clarithromycin 2 × 1 g; Azithromycin 1 × 1,5 g; Dapson 1 × 50 mg p. o.

- Suppressionstherapie: wie Akuttherapie aber halbe Dosierung bis CD4-Zellen >200/µl für 6 Monate
- Primärprophylaxe (bei CD4-Zellen <100/µl + IgG Toxo-AK): Cotrimoxazol 160/800 mg/die p. o. oder Dapson 50 mg/die + Pyrimethamin 50 mg/Woche + 30 mg Folinsäure/Woche
- ZNS- oder Augenbeteiligung: zusätzlich Prednisolon 1 mg/kg/die in 2 Dosen bis Liquorprotein fallend bzw. Chorioretinitis am Abklingen

11.67 Tuberkulose

- **Erreger**

M. tuberculosis und atypische Mykobakterien

- **Primäre Therapie von Organtuberkulosen**
- 6-Monats-Regime (Standardtherapie): Initialphase (2–3 Monate): INH + Rifampicin + Pyrazinamid (PZA) + Ethambutol täglich, anschließend 4 Monate Stabilisierungsphase: INH + Rifampicin täglich oder INH + Rifampicin 2- bis 3-mal pro Woche. 6-Monats-Regime sind die optimale Standardtherapie. Im Falle kavernöser Prozesse sollte die Therapie mindestens 7–8 Monate dauern. Rezidive 9–12 Monate behandeln. Kombination INH + Rifampicin + PZA ist obligat. Bei kavernösen Prozessen und bei Befunden, die mehr als ein bronchopulmonales Segment umfassen, bei hämatogenen Streutuberkulosen und bei Verdacht auf INH-Resistenz ist die Vierfachkombination angezeigt
- Bei Unverträglichkeit oder bekannter Resistenz gegen eine Standardsubstanz: evtl. längere Therapiedauer (▶ Empfehlungen zur medikamentösen Behandlung der Tuberkulose: Pneumologie 2012; 66: 133–171)
- In der Schwangerschaft: INH + Rifampicin + Ethambutol für 9 Monate; PZA ist kontraindiziert
- Tuberkulöse Meningitis: Gesamt-Therapiedauer 12 Monate

- **Atypische Mykobakterien (AIDS)**

- **M.-avium-intracellulare-Komplex:** (Clarithromycin oder Azithromycin) + Ethambutol + (Rifabutin oder Rifampicin); (Clarithromycin oder Azithromycin) + Ethambutol + (Rifabutin oder Rifampicin) + (Ciprofloxacin oder Ofloxacin oder Amikacin oder Streptomycin)
    - Primäre Prophylaxe bei HIV (CD4 <100/mm^3): Azithromycin 1200 mg p. o. pro Woche oder Clarithromycin 2 × 500 mg p. o. oder Rifabutin 1 × 300 mg p. o. Absetzen sobald CD4 >100/mm^3
    - Sekundäre Prophylaxe nach Behandlung (erforderlich bei HIV-Patienten): (Clarithromycin oder Azithromycin) + Ethambutol
- **M. celatum:** Clarithromycin + Ethambutol + Ciprofloxacin ± Rifabutin
- **M. chelonae:** Clarithromycin
- **M. fortuitum:** Amikacin + Cefoxitin + Probenecid für 2–6 Wochen, dann Cotrimoxazol oder Doxycyclin für 6–12 Monate
- **M. kansasii:** INH + Rifampicin + Ethambutol für 18 Monate
- **M. ulcerans:** Rifampicin + Amikacin; Ethambutol + Cotrimoxazol für 4–6 Wochen

- **Bemerkungen**

Alle Antituberkulotika (außer Rifampicin) sollen auf einmal oder in kurzen Intervallen in voller Tagesdosis möglichst nach der Mahlzeit eingenommen werden. Anstelle von Rifampicin kann auch Rifabutin (Mycobutin®) gegeben werden. Bei Tuberkulose 300 mg/die p. o. (Kinder 5 mg/kg/die), bei Mycobacterium-avium-Infektion 450–600 mg/die p. o.

Für die Behandlung der Exposition und latenten Infektion mit M. tuberculosis (früher als Prophylaxe bezeichnet) mit INH sollte ein Experte hinzugezogen werden.

11.68　**Ulkuskrankheit (peptisch)**

- **Erreger**

Helicobacter pylori

- **Primäre Therapie**

7 Tage präprandial 2 × 20 mg Omeprazol + postprandial 2 × 1 g Amoxicillin + 2 × 500 mg Clarithromycin (p. o.)

- **Alternativen**

7 Tage präprandial 2 × 20 mg Omeprazol + postprandial 2 × 500 mg Clarithromycin + 2 × 400 mg Metronidazol (p. o.)

- **Bei Therapieversagen**

Wenn möglich, nach Antibiogramm (Resistenzquoten über 50 %). Sonst Therapieversuch mit

- 2 × 20 mg Omeprazol + 4 × 120 mg Wismutsalz +
- 4 × 500 mg Tetracyclin + 3 × 400 mg Metronidazol für 7 Tage

- **Bemerkungen**

Ggf. nicht-invasive Eradikationskontrolle 6 Wochen nach Therapieende

11.69　**Urethritis (unspezifisch), nicht gonorrhoisch**

- **Häufigste Erreger**

Chlamydien, Mykoplasmen, Trichomonaden, Enterobakterien

- **Primäre Therapie**

Doxycyclin 1 Woche oder einmalige Gabe von 1 g Azithromycin p. o.

- **Alternativen**

Erythromycin (4 × 500 mg/die p. o. 7 Tage), Metronidazol bei Trichomonaden (2 g p. o. als Einmalgabe); Chinolone bei Verdacht auf Enterobakterien (Gramfärbung!)

- **Bemerkungen**

Mitbehandlung des Partners bei Chlamydien und Trichomonaden

11.70 **Vaginitis (Kolpitis), Vulvovaginitis**

- **Häufigste Erreger**
- Bakterielle Vaginitis: Gardnerella vaginalis, Anaerobier, Mykoplasmen
- Vulvovaginale Candidiasis: Candida albicans und andere Candida
- Trichomoniasis: Trichomonas vaginalis

- **Primäre Therapie**
- 2 × 400 mg Metronidazol p.o über 7 Tage oder Vaginalcreme
- 150 mg Fluconazol p. o. als Einmalgabe
- 2 g Metronidazol p. o. als Einmalgabe

- **Alternativen**
- 2 × 300 mg Clindamycin p. o. über 7 Tage oder Vaginalcreme
- 2 × 200 mg Itraconazol p. o. (1 Tag)
- 2 × 400 mg Metronidazol über 7 Tage; 4 × 500 mg Tinidazol (1 Tag)

- **Bemerkungen**
- Trichomoniasis und bakterielle Vaginitis: übelriechender Fluor, pH >4,5

- Candidiasis: geruchloser, käsiger Fluor, pH <4,5
- Bei Trichomoniasis immer Partner mitbehandeln (2 g Metronidazol als Einmalgabe)
- Bei bakterieller Vaginitis und Candidiasis: Partnermitbehandlung nur bei Symptomen
- Reinfektions- oder Rezidivprophylaxe bei Candidiasis (≥4 Episoden/Jahr): Fluconazol 100 mg/Woche oder Clotrimazol vag. supp. 500 mg/Woche, jeweils über 6 Monate
- Alternative Lokalbehandlungen: Azolderivate bei Candidiasis (Nystatin weniger wirksam), Paromomycin bei Trichomoniasis, Clindamycin bei bakterieller Vaginitis

11.71 Zystitis

▶ Harnwegsinfektion (▶ Kap. 11.26)

Therapie der häufigsten bakteriellen Endokarditiden

U. Frank, *Antibiotika am Krankenbett*,
DOI 10.1007/978-3-642-25679-0_12,
© Springer-Verlag Berlin Heidelberg 2013

Unbekannter Erreger (Nativklappen)		
Ampicillin plus	3–4 g	6-stdl. (bis Erregernachweis)
Flucloxacillin plus	4 g	8-stdl. (oder Oxacillin 6-stdl.)
Gentamicin	1–1,5 mg/kg	8-stdl.
Bei Penicillinallergie		
Vancomycin plus	15 mg/kg	12-stdl. (bis Erregernachweis)
Gentamicin	1–1,5 mg/kg	8-stdl.
Unbekannter Erreger (Kunstklappen)		
Vancomycin plus	15 mg/kg	12-stdl. (bis Erregernachweis)
Gentamicin plus	1–1,5 mg/kg	8-stdl.
Rifampicin	300 mg p. o.	12-stdl.
Streptokokken der Viridans-Gruppe (Nativ- und Kunstklappen)		
MHK <0,125 µg/ml		
Penicillin G[1] oder	5 Mio I. E.	6-stdl. für 4 Wochen
Ceftriaxon[1] oder	2 g	24-stdl. für 4 Wochen

Penicillin G[1] plus	5 Mio I. E.	6-stdl. für 2 Wochen
Gentamicin	1 mg/kg	8-stdl. für 2 Wochen
MHK ≥0,125 µg/ml ≤0,5 µg/ml		
Penicillin G[1] plus	5 Mio I. E.	6-stdl. für 4 Wochen
Gentamicin	1–1,5 mg/kg	8-stdl. für 2 Wochen
MHK >0,5 µg/ml		
Ampicillin plus	3–4 g	6-stdl. für 4–6 Wochen
Gentamicin	1–1 5 mg/kg	8-stdl. für 4–6 Wochen
Bei Penicillinallergie und MHK ≤0,5 µg/ml		
Vancomycin	15 mg/kg	12-stdl. für 4 Wochen
Bei Penicillinallergie und MHK >0,5 µg/ml		
Vancomycin plus	15 mg/kg	12-stdl. für 4–6 Wochen
Gentamicin	1–1,5 mg/kg	8-stdl. für 4–6 Wochen
Enterokokken (Nativ- und Kunstklappen)		
Ampicillin-empfindlich, Gentamicin MHK >500 µg/ml (high-level)		
Ampicillin	3–4 g	6-stdl. für 8–12 Wochen
Ampicillin-empfindlich, Gentamicin MHK <500 µg/ml (low-level)		
Ampicillin plus	3–4 g	6-stdl. für 4–6 Wochen
Gentamicin	1–1,5 mg/kg	8-stdl. für 4–6 Wochen
Ampicillin-resistent, Gentamicin-empfindlich oder Penicillinallergie		
Vancomycin plus	15 mg/kg	12-stdl. für 4–6 Wochen
Gentamicin	1–1,5 mg/kg	8-stdl. für 4–6 Wochen
Staphylokokken (Nativklappen)		
Methicillin-empfindlich (S. aureus, S. epidermidis)		
Flucloxacillin plus	1,5–2g	4-stdl. (oder Oxacillin 2 g 6-stdl.) für 4–6 Wochen[2]
Gentamicin oder	1–1,5 mg/kg	8-stdl. für 3–5 Tage[3]
Cefazolin plus	2g	8-stdl. für 4–6 Wochen[2]
Gentamicin	1–1,5 mg/kg	8-stdl. für 3–5 Tage[3]

Methicillin-resistent (S. aureus, S. epidermidis) oder Penicillinallergie		
Vancomycin	15 mg/kg	12-stdl. für 4–6 Wochen
Bei Vancomycinallergie		
Daptomycin	6–9 mg/kg	24-stdl. für 6 Wochen
Staphylokokken (Kunstklappen)		
Methicillin-empfindlich (S. aureus, S. epidermidis)		
Flucloxacillin	1,5–2 g	4-stdl. für 6 Wochen
plus		
Rifampicin	300 mg p. o.	8-stdl. für 6 Wochen
plus		
Gentamicin	1–1,5 mg/kg	8-stdl. für 2 Wochen
Methicillin-resistent (S. aureus, S. epidermidis) oder Penicillinallergie		
Vancomycin	15 mg/kg	12-stdl. für 6 Wochen
plus		
Rifampicin	300 mg p. o.	8-stdl. für 6 Wochen
plus		
Gentamicin	1–1,5 mg/kg	8-stdl. für 2 Wochen
HACEK[4]	2 g	24-stdl. für 4 Wochen
Ceftriaxon		
oder		
Ampicillin[5]	3 g	6-stdl. für 4 Wochen
plus		
Gentamicin	1–1,5 mg/kg	8-stdl. für 4 Wochen

Bemerkungen:

— Bei negativen Blutkulturen an HACEK-Gruppe, Coxiellen, Bartonellen, Psittakose und Brucellose denken

— Bei Pilzendokarditis: Amphotericin B ± Azolderivat; frühzeitige chirurgische Intervention notwendig

[1] Therapiedauer verkürzt auf 2 Wochen bei Kombination mit Gentamicin 3 × 1 mg/kg für 2 Wochen.

[2] Wenn Trikuspidalklappe betroffen, genügen 2 Wochen Therapie.

[3] Aminoglykosidgabe optional.

[4] Haemophilus, Actinobacillus, Cardiobacterium, Eikenella, Kingella.

[5] Nur bei Erregern ohne β-Laktamasebildung.

Mindestbehandlungs-dauer von bakteriellen Infektionen (◼ Tab. 13.1)

U. Frank, *Antibiotika am Krankenbett*,
DOI 10.1007/978-3-642-25679-0_13,
© Springer-Verlag Berlin Heidelberg 2013

◼ **Tab. 13.1** Mindestbehandlungsdauer von bakteriellen Infektionen

Erkrankungen	Therapiedauer (Tage)
Arthritis	14–21
Borreliose	14–28
Bronchitis	5–10
Brucellose	42
Cholezystitis	7
Diphtherie	7–14
Divertikulitis	7–10
Endokarditis [1]	14–42
Erysipel	10
Gonorrhoe	1–7
Harnwegsinfektion	3

◨ **Tab. 13.1** Fortsetzung

Erkrankungen	Therapiedauer (Tage)
Meningitis [1]	7–14
▬ Listerien	21
Osteomyelitis, akut	28–42
Osteomyelitis, chronisch	180
Otitismedia	5–10
Perikarditis	28
Peritonitis	5–14
Pertussis	14
Pneumonie, ambulant erworbene	5–10
▬ Staphylokokken	28
▬ Pneumocystis	21
▬ Pseudomonas	21
▬ Legionellen	7–14
Prostatitis,akut	10–14
Prostatitis,chronisch	42
Pyelonephritis	14
Salpingitis	10–14
Sepsis	10–14
▬ S. aureus	28
Sinusitis	5–10
Tonsillitis/Scharlach	5–10

▣ **Tab. 13.1** Fortsetzung	
Erkrankungen	**Therapiedauer (Tage)**
Ulkuskrankheit	7
Urethritis	7
[1] Ätiologie-entsprechend (▶ Endokarditis, Meningitis).	

■ **Anmerkung**

▣ Tab. 13.1 gibt lediglich Anhaltspunkte über die Mindestbehandlung bzw. die durchschnittliche Behandlungsdauer verschiedener Erkrankungen. Anhaltspunkt für Mindestbehandlungsdauer: bis 3 Tage nach Entfieberung und klinischer Besserung. Wenn nach 3–4 Tagen keine klinische Besserung und Absinken erhöhter Temperatur erfolgen, dann Therapie absetzen, umsetzen oder an Diagnose zweifeln.

❯ Je länger eine Antibiotikatherapie gegeben wird, umso größer ist die Gefahr einer Erregerselektion, Resistenzröößwicklung oder Superinfektion (z. B. mit Pilzen!). Wird eine Therapie als unnötig erkannt, soll sie sofort (!) abgesetzt werden und muss nicht, z. B. zur Vermeidung einer Resistenzentwicklung, insgesamt ca. 5 Tage gegeben werden.

Versagen der Antibiotikatherapie

U. Frank, *Antibiotika am Krankenbett,*
DOI 10.1007/978-3-642-25679-0_14,
© Springer-Verlag Berlin Heidelberg 2013

Wenn die Antibiotikatherapie nicht den gewünschten Erfolg zeigt, hat dies im Wesentlichen 3 Gründe:

1. Patient

- Verminderte körpereigene Abwehr (Zytostatikatherapie, Karzinom, Diabetes, Alkoholismus, Leberzirrhose usw.), Fremdkörper (Venenkatheter, Blasenkatheter, Hydrozephalusventil, Trachealtubus)
- Abszess oder schwer zugänglicher Infektionsort (Osteomyelitis, Endokarditis)
- Drug-Fieber (Patient entfiebert nicht!)
- Patient nimmt Antibiotika nicht (bis zu 30 %!)

2. Erreger

- Isolierter Erreger verursacht nicht die Infektion (falsche Probenentnahme, falscher Transport, Mischinfektion)
- Virusinfektion, Pilzinfektion!
- Mischinfektion oder isolierter Erreger ist nur Kontamination
- Superinfektion (Krankenhausinfektion, Pilze!)
- Resistenzentwicklung (relativ selten)
- Selektion resistenter Anteile der Erregerpopulation
- Erregerwechsel unter Therapie (bes. Pilzinfektion)

■ 3. Antibiotikum

- Falsche Dosierung oder Applikation
- Schlechte Penetration zum Infektionsort
- Inaktivierung des Antibiotikums durch Infusionsflüssigkeit oder gleichzeitig verabreichte Medikamente
- Antagonismus von Antibiotikakombinationen
- Zu kurze Therapiedauer (z. B. Wechseln des Antibiotikums alle 2 Tage)
- Falsche Resistenzbestimmung im Labor (bis zu 20 % der Fälle!)

Differentialdiagnose, Fieber unklarer Genese

U. Frank, *Antibiotika am Krankenbett*,
DOI 10.1007/978-3-642-25679-0_15,
© Springer-Verlag Berlin Heidelberg 2013

- **Definition**
- Fieber von über 3 Wochen Dauer
- Temperatur >38,3 °C (mehrere Messungen)
- unklare Ursache nach 3 Tagen Klinikaufenthalt

> **Etwa 30 % aller Patienten mit »Fieber unklarer Genese«
> sterben an der unerkannten Erkrankung. Daher ist diese
> »Diagnose« sehr ernst zu nehmen.**

- **Häufigste Ursachen**
- 25 % Infektionen
- 15 % Neoplasmen
- 25 % immunologische Erkrankungen
- 30 % ungeklärte Ursachen
- 5 % unterschiedliche Erkrankungen

Die Patienten sollten in **3 Altersgruppen** eingeteilt werden:
- <6 Jahre (hauptsächlich Infektionen der oberen Atemwege,
  Harnwegsinfektionen und systemische Virusinfektionen)
- 6–14 Jahre (hauptsächlich Gastrointestinalinfektionen und
  Kollagenosen)
- >14 Jahre (hauptsächlich Infektionen, Neoplasmen, rheu-
  matologische bzw. Autoimmunerkrankungen)

▪ I Infektionen
Häufige bakterielle Infektionen

Abszesse	Leber, Milz, Pankreas, subphrenisch, kleines Becken, Prostata, Appendizitis, Morbus Crohn, Divertikulitis
Endokarditis	Rheumatisches Fieber, operative oder diagnostische Eingriffe **Wichtig:** mehrere Blutkulturen abnehmen, da auch geringe Antibiotikadosen das Erregerwachstum hemmen können! Bei »kulturnegativer« Endokarditis nach HACEK, Chlamydien, Coxiella burnetii und Bartonella suchen!
Gallenwegsinfektionen	Cholangitis, Cholezystitis, Gallenempyem oder Infektion des Ductus pancreaticus
Gefäße	Septische Phlebitis bei Drogenabusus oder intravasalen Kathetern
Harnwegsinfektionen	Negative oder intermittierend positive Urinkulturen, Pyelonephritis, perinephritischer Abszess
Mundhöhle/oberer Respirationstrakt	Zahnabszesse, Sinusitis
Osteomyelitis	Osteomyelitis der Wirbelsäule, der Mandibula und Maxilla und Infektionen von Gelenkprothesen können mit schwachen bis keinen Symptomen verbunden sein
Tuberkulose	Der am häufigsten isolierte Erreger bei Fieber unklarer Genese (besonders bei abwehrgeschwächten Patienten). Bei manchen Patienten nur Fieber, ohne positiven Röntgenbefund. Negativer Tine-Test bei generalisierter Infektion

Virusinfektionen

	Die häufigsten Erreger sind Epstein-Barr-Virus (EBV), Cytomegalievirus (CMV), Hepatitis-B-Virus (HBV), HIV, Herpes simplex, Parvovirus B19

Seltenere Infektionen

Amöbiasis	Verbreitung weltweit (warme Länder)
Borreliose	Zeckenbisse
Brucellose	Schlachthauspersonal, Tierärzte, Tierpfleger, Köche, Laborinfektionen
Chlamydieninfektionen	U mgang mit bestimmten Vogelarten (Papageien, Sittiche)
Katzenkratzkrankheit	Kontakt mit Katzen
Leishmaniose	Asien, Tropen, Mittelmeerländer
Leptospirose	In der zweiten und dritten Phase der Erkrankung Erreger im Blut nicht nachweisbar ± Fieber als einziges Symptom
Listeriose	Hämodialysepatienten, nach Nierentransplantation, bei Tumoren des leukopoietischen Systems, alte Menschen mit länger dauernder Kortikosteroidtherapie
Malaria	Aufenthalt und Reisen in Malariagebieten (ungenügende Prophylaxe)
Pilzinfektionen	Aufenthalt in Endemiegebieten: Kokzidioidomykose (Nord-und Südamerika), Histoplasmose (Nordamerika). Bei immunabwehrgeschwächten Patienten: systemische Candida-albicans-Infektion, Aspergillose, Kryptokokkose
Rickettsiose	Zecken- oder Milbenbiss, bei Q-Fieber Übertragung von Haustieren oder aerogen (z. B. durch infizierte Wolle)
Toxoplasmose	Kontakt mit Katzen, Vorliebe für rohes Fleisch, Immunschwäche
Trypanosomiasis	Aufenthalt in Zentral-und Ostafrika
Tularämie	Jäger, Wald-und Feldarbeiter, Wildhändler, Pelz- und Fellverarbeiter, Küchenpersonal

▪ II Neoplasien

Morbus Hodgkin, Non-Hodgkin-Lymphom, myelodysplastische Syndrome, Leukämie, solide Tumoren (bes. Bronchial-, Pankreas-, Kolon-, Leberzell- und Nierenzellkarzinom)

- ■ **III Kollagenvaskuläre Erkrankungen**

Rheumatisches Fieber, Lupus erythematodes u. a. Kollagenosen, rheumatoide Arthritis, Morbus Still, Arteriitis temporalis, Periarteritis nodosa, Morbus Wegener u. a. Vaskulitiden, Morbus Crohn

- ■ **IV Weitere Ursachen**

Drug-Fieber (!), multiple Lungenembolien, Thrombophlebitis, Hämatom, Hepatitis, Nebenniereninsuffizienz, Thyreoiditis, Sarkoidose, unspezifische Perikarditis, thermoregulatorische Störungen

- ■ **V Psychogenes Fieber**

Habituelle Hyperthermie, künstliches Fieber

- ■ **Diagnostik**
- ═ Beobachtung des Fieberverlaufes
- ═ Anamnese (Familienanamnese, Auslandsaufenthalte, Einnahme bestimmter Medikamente, Alkoholabusus, Operationen, Tb-Exposition, Kontakt mit Tieren)
- ═ Körperliche Untersuchung
- ═ Labor-Parameter
- ═ Nichtinvasive diagnostische Verfahren (z. B. Rö-Thorax)
- ═ **Drug-Fieber ausschließen:** Definition: Fieber, das bei Gabe eines Medikaments auftritt und nach dessen Absetzen fast immer innerhalb von 48 ± 72 h verschwindet, wenn dabei keine andere Ursache für dieses Fieber gefunden wird. Das Intervall zwischen der ersten Gabe des Medikaments und dem Auftreten von Drug-Fieber variiert stark zwischen den einzelnen Medikamentengruppen: Antibiotika ca. 8 Tage; Herzmedikamente ca. 45 Tage (◘ Tab. 15.1).

□ Tab. 15.1 Häufigste Ursachen von Medikamentenfieber (in alphabetischer Reihenfolge)

Amphotericin B	Levothyroxin
Ampicillin	Methyldopa
Antiallergika	Minocyclin
Antithrombin III	Nifedipin
Atropinsulfat	Nitrofurantoin
Bleomycinsulfat	Oxprenolol
Calciumdobesilat	Pamidronat
Carbimazol	Pegaspargase
Carbamezipin	Penicillin G
Cephalosporine (fast alle)	Pentazocin
Chinidin	Phenytoin
Chinin	Procainamid
Chlorpromazin	Procarbazin
Colistin	Propicillin
Diltiazem	Ranitidin
Diphenylhydantoin	Streptomycin
Dobutamin	Sulfamethizol
Famotidin	Teicoplanin
Filgrastim	Ticarcillin/Clavulansäure
Fludarabin	Trizyklische Antidepressiva
Halothan	Vancomycin
Hyoscyamin	

■   **Wichtige körperliche Untersuchungen**

Lymphknoten:
Bei der körperlichen Untersuchung ist die mehrmalige Palpation aller Lymphknoten unbedingt notwendig, da viele Krankheiten Lymphknotenschwellungen (teilweise nur ein einzelner Lymphknoten) verursachen (Morbus Hodgkin, Toxoplasmose, infektiöse Mononukleose). Besonders die Halslymphknoten sind vergrößert bei Lymphomen und infektiöser Mononukleose.

Ophthalmologische Untersuchung:
Die umfangreiche ophthalmologische Untersuchung ist auch bei Patienten ohne ophthalmologische Symptome besonders wichtig. Die wichtigsten Befunde sind hierbei:

- **Ptosis** bei retroorbitaler Granulomatose (z. B. Wegener-Granulomatose)
- **Skleritis, Uveitis** bei rheumatoider Arthritis, Lupus erythematodes und anderen Kollagenosen
- **Konjunktivale Läsionen** bei systemischen Infektionen (v. a. bei Virus- und Chlamydieninfektionen)
- **Konjunktivale Petechien** bei Endokarditis und Lymphomen
- **Konjunktivitis** bei Tuberkulose, Syphilis, Tularämie, mykotischen Infektionen (bes. bei Histoplasmose)
- **Retinitis** bei Toxoplasmose und CMV-Infektionen
- **Roth-Flecken der Retina** bei infektiöser Endokarditis und Leukämien
- **Läsionen der Choroidea** bei Tuberkulose und Pilzinfektionen

Untersuchung von Haut und Schleimhäuten:
Osler-Knoten und Petechien am Gaumen bei Endokarditis, Roseolen der Bauchhaut bei Salmonellose, Hyperpigmentationen bei Morbus Whipple, Hautmetastasen bei verschiedenen soliden Tumoren und Lymphomen, kutane Vaskulitis bei rheumatologischen Erkrankungen

Laborparameter:

Die wichtigsten Parameter sind Differentialblutbild, Urinkultur, Elektrolyte, Leberwerte, Pankreaswerte und Blutkulturen. Mehr als drei Blutkulturen innerhalb von 24 h sind nur sinnvoll bei einer Endokarditis von Patienten mit prothetischer Herzklappe und bei vorausgegangener Antibiotikatherapie. Weitere Untersuchungsmaterialien sind Sputum-/Trachealsekret-und Stuhlproben. Unter Umständen müssen sie mehrmals abgenommen werden. Unspezifische Parameter sind: BSG, Fibrinogen, Haptoglobin, CRP, Caeruloplasmin und neutrophile Granulozyten (alle erhöht). Erniedrigt sind Eisen und Zink. Eosinophilie oder Exantheme nur in etwa 20%. Überprüfung der immunologischen diagnostischen Parameter. Erhöhte Laktatdehydrogenase (2DH)- und Kupfer (Cu^{2+})-Werte weisen auf hämotologische Neoplasien hin.

Weitere Untersuchungen, die unbedingt durchgeführt werden müssen:

- Inspektion des Kopfes (temporale oder kraniale Arteriitis)
- Inspektion des Augenhintergrundes
- Inspektion der Bindehaut (Petechien)
- Inspektion der Finger- und Fußnägel (Endokarditis)
- Inspektion der perinealen Region (Fisteln)
- Meningismus
- Palpation aller Lymphknoten (Karzinom, Morbus Hodgkin, HIV)
- Untersuchung der Gelenke (Arthritis)
- Palpation der Schilddrüse (empfindlich = subakute Thyreoiditis)
- Palpation der Milz (Endokarditis, Lymphom)
- Palpation der Leber (schmerzhaft = Abszess)
- Rektale Untersuchung und Untersuchung des kleinen Beckens
- Druck auf die Nasennebenhöhlen (Sinusitis)
- Auskultation des Herzens (Endokarditis, idiopathische Perikarditis) und der Lunge

Weitere Diagnostik:

- Röntgenaufnahme (Röntgenthorax soll in regelmäßigen Abständen gemacht werden), Ultraschall und CT/MR des Abdomens
- Knochenmarksbiopsie
- Leberbiopsie
- Biopsie der Temporalarterie

Hauttestung:

Bei jedem Patienten mit Fieber unklarer Genese muss ein Mendel-Mantoux-Test gemacht werden (bei Immunsupprimierten: Quantiferon®-Test)

Dosierung von Antibiotika bei eingeschränkter Nierenfunktion

Prof. Dr. Joachim Böhler,
Deutsche Klinik für Diagnostik, Wiesbaden

U. Frank, *Antibiotika am Krankenbett*,
DOI 10.1007/978-3-642-25679-0_16,
© Springer-Verlag Berlin Heidelberg 2013

◾ Grundlagen

▬ **Individuelle Schwankung:** Auch bei Verwendung der Dosierungstabellen muss beim individuellen Patienten immer mit abweichenden Serumspiegeln gerechnet werden, da Metabolismus, Ausscheidung, Eiweißbindung etc. individuell stark schwanken können. Besonders Substanzen mit geringer therapeutischer Breite (z. B. Aminoglykoside) müssen durch Spiegelmessungen überwacht werden.

▬ **Kinder:** Die Dosierungstabellen sind für Erwachsene mit eingeschränkter Nierenfunktion im Steady State erarbeitet worden. Sie gelten daher in der Regel nicht für Kinder.

▬ **Alte Patienten:** Im Alter geht die glomeruläre Filtrationsrate (GFR) und damit die Ausscheidung für viele Antibiotika zurück. Die angegebenen Dosierungen für Erwachsene gelten bis etwa 65 Jahre. Sie können pauschal bei über 65-Jährigen um 10 %, bei über 75-Jährigen um

20 % und bei über 85-Jährigen um 30 % reduziert werden. Genauer als mit diesen Pauschalwerten kann man die Dosis durch Berechnung der GFR (Kreatininclearance) anpassen.

▬ **Berechnung der Kreatininclearance (= GFR):** Ein 24-h-Urin zur Berechnung der Kreatininclearance steht selten zur Verfügung und ist zur Dosisanpassung von Antibiotika auch meist entbehrlich. Unverzichtbar bei Patienten über 60 Jahre oder bei Kreatinin >1 mg/dl oder bei Gewicht unter 60 kg ist die Berechnung der GFR mit Hilfe des stabilen Serum-Kreatinin [mg/dl] nach Cockroft und Gault)

$$Kreatinin - Clearance$$
$$= \frac{140 - Alter}{Serumkreatinin} \times \frac{KG}{72} \ (\times 0,85 \ bei \ Frauen) \qquad (16.4)$$

Beachte:

1. Die GFR muss bei der **Erhaltungsdosis** von Antibiotika berücksichtigt werden. Eine Dosierung nach Serumkreatinin ist zu ungenau, da Alter, Muskelmasse und Geschlecht das Serumkreatinin beeinflussen. Beispiele: Bei Serum-Kreatinin 1 mg/dl hat ein 20-Jähriger eine GFR von 120 ml/min, ein 90-Jähriger eine GFR von 50 ml/min! Ein mit 36 kg kachektischer 90-Jähriger (KG = 36) hat eine GFR von nur 25 ml/min! Falls es sich um eine Frau handelt (× 0,85), liegt die Muskelmasse um 15 % niedriger, daher ist die GFR nur 25 × 0,85 = 21,25 ml/min.

2. Als Alternative wird oft die nach **MDRD-Formel** berechnete GFR in vielen Zentrallaborausdrucken angegeben. Sie darf aber nur verwandt werden, wenn die GFR unter 50 ml/min liegt, auf keinen Fall bei normalem Kreatinin, sonst wird die GFR unterschätzt und das Antibiotikum gefährlich unterdosiert! Weitere Info: http://www.niereninfo.de.

Beachte:

Die häufigsten Überdosierungen beruhen darauf, dass bei »fast normalem« Serum-Kreatinin die GFR als »normal = 100 ml/min« falsch eingeschätzt wird.

Beachte:

Nur das stabile Serum-Kreatinin ist zu verwenden. Selbst bei Anurie (GFR = 0 ml/min) steigt das Serum-Kreatinin pro Tag nur um 1–1,5 mg/dl an. Obwohl die GFR offensichtlich Null ist, liegt das Kreatinin (mit steigender Tendenz) aktuell evtl. erst bei 2 mg/dl!

■ Regeln zur Dosisanpassung bei Niereninsuffizienz

- **Renale und/oder hepatische Elimination:** Bei Antibiotika, die in hohem Maße renal und nicht überwiegend hepatisch eliminiert werden, muss die Erhaltungsdosis reduziert werden.

- **Initialdosis unverändert:** Die Höhe der ersten Dosis eines Medikamentes richtet sich nach dem Verteilungsvolumen des Medikamentes (z. B. 2 mg/kg Körpergewicht), nicht nach der (intakten oder reduzierten) Ausscheidung. Daher ist die erste Dosis fast aller Medikamente bei Nierenkrankheiten und bei Gesunden gleich! Ausnahme: Aminoglykoside: Die heute übliche Einmaldosierung in 24 h (z. B. 400 mg Netilmicinbolus einmal täglich beim Nierengesunden) schließt die normale Elimination schon ein. Das Ziel, einmal in 24 h niedrige Talspiegel (= geringe Toxizität) zu erreichen, wird damit beim Nierengesunden erreicht. Bei Anurie dauert es jedoch 3–5 Tage, bis sich wieder ein niedriger Talspiegel einstellt. Inzwischen kann der Patient aufgrund zu lang anhaltender hoher Spiegel einen irreversiblen Hör-oder Nierenschaden erlitten haben! Bei Übergewichtigen sollte sich die Initialdosis (mg/kg) bei Aminoglykosiden nach dem Normalgewicht, nicht nach dem tatsächlichen Gewicht richten.

▬ **Erhaltungsdosis reduzieren oder Dosisintervall verlängern?** Die verminderte renale Elimination führt ab der zweiten Dosis zur Kumulation und Toxizität des Antibiotikums, es sei denn, man reduziert entweder die Höhe der Erhaltungsdosis oder verlängert das Intervall zwischen den Erhaltungsdosen. Bei manchen Substanzen kann man das Verfahren der Dosisanpassung frei wählen. Oft legen jedoch Wirkungsweise oder Toxizität des Wirkstoffs fest, wie die Anpassung zu erfolgen hat. Die Dosierungstabellen berücksichtigen diese Eigenschaften der Medikamente. Beispiel: Bei Aminoglykosiden korreliert der Spitzenspiegel mit der antibakteriellen Wirkung, die Dauer und Höhe des Talspiegels jedoch mit der Toxizität. Eine Applikation von hohen Einzeldosen ist zwar unter dem Gesichtspunkt der Wirksamkeit wünschenswert, wegen der erhöhten Toxizität durch hohe Spiegel über mehrere Tage jedoch nicht akzeptabel. Die Dosierungsempfehlungen streben das Erreichen eines niedrigen Talspiegels nach 24 h, spätestens nach 36 h an. Talspiegelmessungen sind unverzichtbar.

Hinweise zum Gebrauch der Tabellen

(Antibiotikadosierung bei Erwachsenen mit eingeschränkter Nierenfunktion in ▶ Kap. 10)

Die Tabellen für Erwachsene nennen obere Dosisgrenzen für einen 70 kg schweren Patienten, die nicht oder nur in begründeten Ausnahmen überschritten werden dürfen und nach folgender Formel auf das Gewicht des Patienten umgerechnet werden können:

$$Dosis = Dosis\ für\ 70\ kg \times \frac{KG}{70} \qquad (16.5)$$

Beispiel:
Es soll eine Ampicillinhöchstdosis für einen 20-jährigen 105 kg schweren Patienten mit einem Plasmakreatinin von 0,8 mg/dl errechnet werden (▶ Ampicillin ▶ Kap. 10.5)

$$Maximaldosis = 4 \text{ g} \times \frac{105}{70} = 6 \text{ g (alle 8 h)} \qquad (16.6)$$

Diese Umrechnung hat allerdings nur dann Berechtigung, wenn eine annähernd normale Körperzusammensetzung vorliegt, d. h. der Patient nicht übermäßig adipös oder kachektisch ist.

Antibiotikatherapie bei Hämodialyse, Peritonealdialyse und kontinuierlicher Hämofiltration

Prof. Dr. Joachim Böhler,
Deutsche Klinik für Diagnostik, Wiesbaden

U. Frank, *Antibiotika am Krankenbett*,
DOI 10.1007/978-3-642-25679-0_17,
© Springer-Verlag Berlin Heidelberg 2013

Die Dosierungsangaben in ▶ Kap. 10 für GFR <10 ml/min/ 1,73 m² sind für Dialysepatienten mit unterschiedlicher Nierenrestfunktion bestimmt. Die Angaben bei GFR 2 ml/min/1,73 m² gelten für Patienten mit Restfunktion von ca. 200–800 ml Urin/ Tag. Die Angaben für GFR 0,5 ml/min/1,73 m² gelten für Patienten ohne Restfunktion (Anurie). Die Tabellen schließen die regelmäßige intermittierende Dialyse (3/Woche) mit ein.

▬ Die Hämodialyse entfernt Medikamente nur dann in signifikantem Maß, wenn die Substanz ein niedriges Molekulargewicht (<500 Dalton), eine niedrige Eiweißbindung und ein geringes Verteilungsvolumen hat. Eine zusätzliche Gabe des Antibiotikums erübrigt sich meist, wenn die ohnehin fällige nächste Dosis nach der Dialyse verabreicht wird.

Es wird daher empfohlen:

- Bei Einmalgabe (1/24 h), die Dosis nach HD zu geben
- Bei zweimaliger Gabe (1/12 h) und Dialyse am Vormittag, die Dosis nach der Vormittags-HD und zur Nacht zu geben.
- Bei zweimaliger Gabe (1/12 h) und Dialyse am Nachmittag, die Dosis vormittags um 8.00 Uhr und abends nach HD zu geben
- Bei dreimaliger Gabe (1/8 h) sollte das Medikament unabhängig vom HD-Zeitpunkt gegeben werden, davon eine Dosis möglichst nach HD applizieren

◻ Tab. 17.1 gibt Dosierungshinweise für Patienten, die mit intermittierender Hämodialyse behandelt werden.

Die **Initialdosis in Spalte 2** hängt allenfalls vom Verteilungsvolumen des Medikaments (Körpergewicht) ab, ist aber fast immer unabhängig von der Nierenfunktion oder dem Dialyseverfahren. Die Initialdosis liegt **oft höher** als die spätere Erhaltungsdosis. Wird der Patient versehentlich von Anfang an mit der Erhaltungsdosis behandelt, ist er mitunter für Tage unterdosiert!! Die Erhaltungsdosis am Tag der intermittierenden Hämodialyse sollte bei fast allen Medikamenten **nach** der Dialyse gegeben werden. Die **Erhaltungsdosis am dialysefreien Tag (Spalte 3)** und die **Erhaltungsdosis am Dialysetag (Spalte 4)** weichen oft nicht wesentlich voneinander ab, wenn die Tagesdosis des Medikaments am Dialysetag **nach** der Dialyse gegeben wird. Die in Spalte 4 gegebene Erhaltungsdosis ist nur dann gültig, wenn der Zeitpunkt der Medikamentengabe (Spalte 5) eingehalten wird. Viele Medikamente werden durch die Dialyse effektiv eliminiert, wenn sie versehentlich vor oder gar während der Behandlung gegeben werden. Ohne Nachdosierung nach der Dialyse (in der Tabelle nicht enthalten) kann der Patient unterdosiert sein!

◻ Tab. 17.1 Antibiotikadosierung bei intermittierender Hämodialyse

	GFR <10 ml/min maximale Initialdosis	GFR <10 ml/min max. Erhaltungsdosis an Nicht-HD-Tagen	GFR <10 ml/min max. Erhaltungsdosis am HD-Tag	Am HD-Tag: Zeitpunkt der Gabe
Amikacin	5–7,5 mg/kg	2 mg/kg/24–48 h	4 mg/kg	nach HD
		Talspiegel <2 µg/ml anstreben		
Amoxicillin	0,5–2 g (je nach Indikation)	0,5–1 g/24 h	0,5–1 g/24 h	nach HD
Amoxicillin/Clavulansäure	1,2 g	600 mg/24 h	600 mg/24 h	nach HD

Spalte 1: Name des Antibiotikums.

Spalte 2: Maximale Initialdosis (ist unabhängig von Nierenfunktion oder Dialyse!).

Spalte 3: Erhaltungsdosis bei dialysepflichtiger Niereninsuffizienz (GFR <10 ml/min/1,73 m²) am dialysefreien Tag (Angaben wurden überwiegend

▶ Kap. 10 dieses Buches entnommen).

Spalte 4: Erhaltungsdosis bei dialysepflichtiger Niereninsuffizienz (GFR <10 ml/min/1,73 m²) am Dialysetag.

Spalte 5: Dosierungszeitpunkt, meistens ist die Gabe nach der intermittierenden Hämodialyse sinnvoll.

□ **Tab. 17.1** Fortsetzung

	GFR <10 ml/min maximale Initialdosis	GFR <10 ml/min max. Erhaltungsdosis an Nicht-HD-Tagen	GFR <10 ml/min max. Erhaltungsdosis am HD-Tag	Am HD-Tag: Zeitpunkt der Gabe
Amphotericin B	0,6–1 mg/kg	0,6–1 mg/kg/24 h	0,6–1 mg/kg/24 h	beliebig
Ampicillin	0,5–4 g (je nach Indikation)	0,5–3 g/24 h	0,5–3 g/24 h	nach HD
Ampicillin/ Sulbactam	1,5–3 g	1,5–3 g/24 h	1,5–3 g/24 h	nach HD
Azithromycin	500 mg	250 mg/24 h	250 mg/24 h	beliebig
Aztreonam	0,5–2 g	0,5–1 g/24 h	0,5–1 g/24 h	nach HD
Caspofungin	70 mg	50 mg/24 h	HD ohne Bedeutung	beliebig
Cefaclor	0,5–1 g	0,5 g/8 h	0,5 g/8 h	nach HD
Cefadroxil	1 g	500 mg/24–48 h	1 g/24 h	nach HD
Cefalexin	0,5–1,5 g	0,5 g/12 h	0,5 g/12 h	nach HD

Cefazolin	1–2 g	1 g/24 h	1 g/24 h	nach HD
Cefepim	2 g	1 g/24 h	1 g/24 h	nach HD
Cefixim	200 mg	200 mg/24 h	200 mg/24 h	nach HD
Cefotaxim	2 g	1–2 g/12 h	2 g/12 h	nach HD
Cefotiam	2 g	1 g/24 h	1–2 g/24 h	nach HD
Cefoxitin	2 g	1 g/24 h	2 g/24 h	nach HD
Cefpodoxim-proxetil	0,1–0,2 g	0,1–0,2 g/48 h (nur nach HD)	0,1–0,2 g	nach HD
Ceftazidim	2 g	1 g/24–48 h	1 g/24 h	nach HD
Ceftibuten	0,4 g	0,1 g/24 h	0,4 g/24 h	nach HD
Ceftriaxon	2 g	1 g/24 h oder 2 g/48 h	2 g/48 h	beliebig
Cefuroxim	1,5 g	750 mg–1,5 g/24 h	1,5 g/24 h	nach HD
Chloramphenicol	0,25–0,75 g	0,25–0,75 g/6–8 h	HD ohne Bedeutung	beliebig
Ciprofloxacin	400 mg	200 mg/12 h	HD ohne Bedeutung	beliebig

■ **Tab. 17.1** Fortsetzung

	GFR <10 ml/min maximale Initial-dosis	GFR <10 ml/min max. Erhaltungsdosis an Nicht-HD-Tagen	GFR <10 ml/min max. Erhaltungsdosis am HD-Tag	Am HD-Tag: Zeitpunkt der Gabe
Clarithromycin	500 mg	250–500 mg/24 h	HD ohne Bedeutung	beliebig
Clindamycin	300–600 mg	300–600 mg/8 h	HD ohne Bedeutung	beliebig
Colistin	0,6–1 mg/kg	0,6 mg/kg/24 h	HD ohne Bedeutung	beliebig
Cotrimoxazol	160/800 mg	160/800 mg/24 h	160/800 mg/24 h	nach HD
Daptomycin	4 oder 6 mg/kg (je nach Indikation)	4 oder 6 mg/kg/48 h (je nach Indikation)	4 oder 6 mg/kg/48 h (je nach Indikation)	nach HD
Dicloxacillin	1 g	1 g/8 h	HD ohne Bedeutung	beliebig
Doripenem	500 mg	250 mg/24 h (nicht belegt)	500 mg/24 h (nicht belegt)	nach HD
Doxycyclin	200 mg initial	100 mg/24 h	HD ohne Bedeutung	beliebig
Enoxacin	400 mg	400 mg/24 h	HD ohne Bedeutung	beliebig

Ertapenem	1 g	500 mg/24 h	500 mg/24 h	nach HD
Erythromycin	500 mg	500 mg/12 h	HD ohne Bedeutung	beliebig
Ethambutol	20 mg/kg	7,5 mg/kg/24 h oder 25 mg/kg nur nach HD		nach HD
Flucloxacillin	2 g	2 g/24 h	HD ohne Bedeutung	beliebig
Fluconazol	400 mg	200 mg/24 h	200 mg/24 h	nach HD
Flucytosin	50 mg/kg	50 mg/kg/48 h (nur nach HD)	50 mg/kg Spiegelmessung	nach HD
Fosfomycin	2 g	1 g/36–48 h	2 g/24 h	nach HD
Gentamicin	1,7 mg/kg	2 mg/kg/ 48 h	2 mg/kg/48h	nach HD
		Talspiegel <2 µg/ml anstreben		
Imipenem/ Cilastatin	0,5 g (0,25 g bei Gewicht <50 kg)	500 mg/12 h	500 mg/12 h	nach HD
INH/Isoniazid	5–8 mg/kg	300 mg/24 h	300 mg/21 h	nach HD

◻ Tab. 17.1 Fortsetzung

	GFR <10 ml/min maximale Initialdosis	GFR <10 ml/min max. Erhaltungsdosis an Nicht-HD-Tagen	GFR <10 ml/min max. Erhaltungsdosis am HD-Tag	Am HD-Tag: Zeitpunkt der Gabe
Itraconazol	200 mg/8 h, für 4 Tage	200 mg/12 h ab Tag 5	HD ohne Bedeutung	beliebig
Josamycin	0,5–1 g	500 mg/12 h	HD ohne Bedeutung	beliebig
Ketoconazol	200–600 mg	200–600 mg/24 h	HD ohne Bedeutung	beliebig
Levofloxacin	250–500 mg	250 mg/48 h	HD ohne Bedeutung	beliebig
Linezolid	600 mg	600 mg/12 h	600 mg/12 h	nach HD
Loracarbef	200–400 mg	200–400 mg/72 h	200–400 mg	nach HD
Meropenem	0,5–1 g	0,5 g/24 h	0,5–1 g/24 h	nach HD
Metronidazol	500 mg	500 mg/12 h	500 mg/12 h	nach HD
Mezlocillin	5 g	5 g/8 h	5 g/8 h	nach HD
Minocyclin	200 mg	100 mg/12 h	HD ohne Bedeutung	beliebig

Moxifloxacin	400 mg	400 mg/24 h	HD ohne Bedeutung	beliebig
Netilmicin	1,5–2 mg/kg	2 mg/kg/48 h Talspiegel <2 µg/ml anstreben	2 mg/kg/48 h	nach HD
Nitrofurantoin	nicht indiziert	nicht indiziert		nicht indiziert
Norfloxacin	400 mg	400 mg/24 h	HD ohne Bedeutung	beliebig
Ofloxacin	200 mg	100–200 mg/24 h	200 mg/24 h	beliebig
Oxacillin	0,5–1 g	2 g/24 h (max. 1 g/6 h)	HD ohne Bedeutung	beliebig
Penicillin G	5 Mio I.E.	5 Mio I.E./8 h	5 Mio I.E./8h	nach HD
Penicillin V	1,5 Mio I.E.	1,5 Mio I.E./24 h	1,5 Mio I.E./24 h	nach HD
Piperacillin	4 g	3 g/8 h	3 g/8 h	nach HD
Piperacillin/Tazobactam	4,5 g	4,5 g/12 h	4,5 g/12 h	nach HD
Protionamid	6–10 mg/kg	1000 mg 2–3 × /Woche	unbekannt	

● **Tab. 17.1** Fortsetzung

	GFR <10 ml/min maximale Initialdosis	GFR <10 ml/min max. Erhaltungsdosis an Nicht-HD-Tagen	GFR <10 ml/min max. Erhaltungsdosis am HD-Tag	Am HD-Tag: Zeitpunkt der Gabe
Pyrazinamid	25–30 mg/kg	30 mg/kg/72 h (nach HD)	30 mg/kg/72 h	nach HD
Quinupristin/ Dalfopristin	7,5 mg/kg	7,5 mg/kg/8 h	HD ohne Bedeutung	beliebig
Rifabutin	450–600 mg	300 mg/24 h	HD ohne Bedeutung	beliebig
Rifampicin	600 mg	10 mg/kg (max. 600 mg)/24 h	HD ohne Bedeutung	beliebig
Roxithromycin	300 mg	300 mg/24 h	HD ohne Bedeutung	beliebig
Spectinomycin	2 g Einmaldosis i. m.	entfällt, da Einmalgabe	50 % der Dosis wird entfernt	
Streptomycin	5 mg/kg	Talspiegel <4 µg/ml anstreben	5 mg/kg/72 h	nach HD

Sulbactam	0,5–1 g	1 g/48 h	1 g	nach HD
Teicoplanin	3–12 mg/kg	3–12 mg/kg/72 h	HD ohne Bedeutung	nach HD
Telithromycin	800 mg	400 mq/24 h	HD wohl ohne Bedeutung	beliebig
Tetracyclin	kontraindiziert	kontraindiziert		
Tigecyclin	100 mg	50 mg/12 h	IID ohne Bedeutung	beliebig
Tobramycin	1,5–2 mg/kg	1–1,7 mg/kg/48 h Talspiegel <2 µg/ml anstreben	1–1,7 mg/kg/48 h	nach HD
Vancomycin	15 mg/kg Talspiegel >10 µg/ml erhalten	keine Elimination durch Low-flux-Dialysemembranen bei High-flux-Membran: 1000 mg ca. alle 5 Tage	1–1,5 g alle 5 Tage	Nach HD
Voriconazol	6 mg/kg für 2 Gaben	4 mg/kg/12 h	HD ohne Bedeutung	beliebig

◨ Tab. 17.2 nennt die Dosierungsvorschläge während der Behandlung mit kontinuierlicher Nierenersatztherapie: CAPD (kontinuierliche ambulante Peritonealdialyse) oder CVVH (kontinuierliche venovenöse Hämofiltration). Die Angaben können nur als Richtwerte aufgefasst werden, da z. B. CAPD-Patienten oft eine noch nennenswerte Restfunktion der Niere haben und dann evtl. eine höhere Medikamentendosis benötigen. Wenn bekannt, kann die Kreatininclearance der Nieren und die der CAPD addiert und die Dosis in ▶ Kap. 10 wie bei eingeschränkter Nierenfunktion nachgeschlagen werden.

CVVH-Patienten werden mit sehr unterschiedlichen Filtrat-/Dialysevolumina behandelt (z. B. 1 oder 6 l/h) oder die Behandlung wird zwischenzeitlich unterbrochen. Auch hier kann bei stärkeren Abweichungen vom üblichen Behandlungsschema zur Orientierung das Filtratvolumen pro Minute als GFR gewertet werden, um in ▶ Kap. 10 die Dosis nachzuschlagen. Die Tabelle geht von einem Filtrat- oder Dialysatfluss von 1,5–3 l/h aus. Die Angaben gelten auch für die CVVHD (kontinuierliche venovenöse Hämodialyse). Die ausreichende Höhe der Initialdosis ist bei Intensivpatienten besonders wichtig, um eine Unterdosierung zu vermeiden.

�‡ Tab. 17.2 Antibiotikadosierung bei kontinuierlichen Dialyseverfahren

	GFR <10 ml/min maximale Initialdosis	CAPD max. Erhaltungsdosis an CAPD-Tagen	Dosierung bei kontinuierlicher Dialyse oder Filtration CVVH/CVVHD (1,5–3 l/h)
Amikacin	5–7,5 mg/kg	1,25–2 mg/kg alle 24 h Talspiegel <2 µg/ml alle 24 h anstreben	5–7,5 mg/kg/24 h
Amoxicillin	2 g	0,5–1 g/24 h	0,5–1 g/12 h
Amoxicillin/Clavulansäure	1,2 g	600 mg/24 h	600 mg/12 h
Amphotericin B	0,6–1 mg/kg	0,6–1 mg/kg/24 h	0,6–1 mg/kg/24 h
Ampicillin	0,5–4 g (je nach Indikation)	0,5–3 g/24 h	0,5–3 g/12 h

Spalte 1: Name des Antibiotikums.
Spalte 2: Maximale Initialdosis (ist unabhängig von Nierenfunktion oder Dialyse!).
Spalte 3: Erhaltungsdosis bei dialysepflichtiger Niereninsuffizienz (GFR <10 ml/min) während CAPD (4 × 2 l/die).
Spalte 4: Erhaltungsdosis bei dialysepflichtiger Niereninsuffizienz (GFR <10 ml/min) während CVVH oder CVVHD (1,5–3 l/h).

■ **Tab. 17.2** Fortsetzung

	GFR <10 ml/min maximale Initialdosis	CAPD max. Erhaltungsdosis an CAPD-Tagen	Dosierung bei kontinuierlicher Dialyse oder Filtration CVVH/CVVHD (1,5–3 l/h)
Ampicillin/Sulbactam	1,5–3 g	1,5–3 g/24 h	1,5–3 g/12 h
Azithromycin	500 mg	250 mg/24 h	250 mg/24 h
Aztreonam	0,5–2 g	0,5–1 g/24 h	0,5–1 g/12–24 h
Caspofungin	70 mg	CAPD ohne Bedeutung	CVVH ohne Bedeutung
Cefaclor	0,5–1 g	0,5 g/8 h	0,5 g/8 h
Cefadroxil	1 g	500 mg/24 h	1 g/24 h
Cefalexin	0,5–1,5 g	0,5 g/12 h	0,5 g/12 h
Cefazolin	1–2 g	1 g/12 h	1 g/12 h
Cefepim	2 g	1 g/24 h	1–2 g/24 h
Cefixim	200 mg	200 mg/24 h	200 mg/24 h
Cefotaxim	2 g	1–2 g/12 h	1–2 g/12 h
Cefotiam	2 g	1 g/24 h	1 g/12 h

Cefoxitin	2 g	1 g/24 h	1 g/12 h
Cefpodoximproxetil	0,1–0,2 g	0,1–0,2 g/24h	0,1–0,2 g/24 h
Ceftazidim	2 g	0,5–1 g/24 h	1 g/24 h
Ceftibuten	0,4 g	0,1 g/24 h	0,2 g/24 h
Ceftriaxon	2 g	1 g/24 h	1 g/24 h
Cefuroxim	1,5 g	750 mg/12 h	750 mg/12 h
Chloramphenicol	0,25–0,75 g	CAPD ohne Bedeutung	CVVH ohne Bedeutung
Ciprofloxacin	400 mg i. v.	CAPD ohne Bedeutung	200 mg/12 h i. v.
Clarithromycin	500 mg	CAPD ohne Bedeutung	CVVH ohne Bedeutung
Clindamycin	300–600 mg	CAPD ohne Bedeutung	CVVH ohne Bedeutung
Colistin	0,6–1 mg/kg	CAPD ohne Bedeutung	1,5 mg/kg/24 h
Cotrimoxazol	160/800 mg	160/800 mg/24 h	160/800 mg/12 h
Daptomycin	4 oder 6 mg/kg (je nach Indikation)	4 oder 6 mg/kg/48 h (je nach Indikation)	4 oder 6 mg/kg/48 h (je nach Indikation)
Dicloxacillin	1 g	CAPD ohne Bedeutung	CVVH ohne Bedeutung
Doripenem	500 mg	250 mg/12–24 h (nicht belegt)	250 mg/12 h (nicht belegt)

◻ Tab. 17.2 Fortsetzung

	GFR <10 ml/min maximale Initialdosis	CAPD max. Erhaltungsdosis an CAPD-Tagen	Dosierung bei kontinuierlicher Dialyse oder Filtration CVVH/CVVHD (1,5–3 l/h)
Doxycyclin	200 mg initial	CAPD ohne Bedeutung	CVVH ohne Bedeutung
Enoxacin	400 mg	CAPD ohne Bedeutung	CVVH ohne Bedeutung
Ertapenem	1 g	500 mg/24 h	500 mg/24 h
Erythromycin	500 mg	CAPD ohne Bedeutung	CVVH ohne Bedeutung
Ethambutol	20 mg/kg	7,5 mg/kg/24h	15 mg/kg/24 h
Flucloxacillin	2 g	CAPD ohne Bedeutung	CVVH ohne Bedeutung
Fluconazol	400 mg	200 mg/24 h	400 mg/24 h
Flucytosin	50 mg/kg	25 mg/kg/12 h	25 mg/kg/12 h
Fosfomycin	2 g	1 g/36–48 h	2 g/24 h
Gentamicin	1,7 mg/kg	2 mg/kg/48 h	1–2 mg/kg/24 h
		Talspiegel <2 µg/ml anstreben	
Imipenem/Cilastatin	0,5 g	500 mg/12 h	500 mg/12 h

INH/Isoniazid	5–8 mg/kg	300 mg/24 h	300 mg/24 h
Itraconazol	200 mg/8 h für 4 Tage	CAPD ohne Bedeutung	CVVH ohne Bedeutung
Josamycin	0,5–1 g	CAPD ohne Bedeutung	CVVH ohne Bedeutung
Ketoconazol	200–600 mg	CAPD ohne Bedeutung	CVVH ohne Bedeutung
Levofloxacin	250–500 mg	CAPD ohne Bedeutung	CVVH ohne Bedeutung
Linezolid	600 mg	600 mg/12 h	600 mg/12 h
Loracarbef	200–400 mg	200–400 mg/72 h	200–400 mg/24 h
Meropenem	0,5–1 g	0,5 g/24 h	0,5–1 g/12 h
Metronidazol	500 mg	500 mg/12 h	500 mg/8 h
Mezlocillin	5 g	5 g/8 h	5 g/8 h
Minocyclin	200 mg	CAPD ohne Bedeutung	CVVH ohne Bedeutung
Moxifloxacin	400 mg	CAPD ohne Bedeutung	CVVH ohne Bedeutung
Netilmicin	1,5–2 mg/kg	2 mg/kg/48 h	2 mg/kg/24 h
		Talspiegel <2 µg/ml anstreben	
Nitrofurantoin	nicht indiziert	CAPD ohne Bedeutung	CVVH ohne Bedeutung
Norfloxacin	400 mg	CAPD ohne Bedeutung	CVVH ohne Bedeutung

● **Tab. 17.2** Fortsetzung

	GFR <10 ml/min maximale Initialdosis	CAPD max. Erhaltungsdosis an CAPD-Tagen	Dosierung bei kontinuierlicher Dialyse oder Filtration CVVH/CVVHD (1,5–3 l/h)
Ofloxacin	200 mg	CAPD ohne Bedeutung	200–300 mg/24 h
Oxacillin	0,5–1 g	CAPD ohne Bedeutung	CVVH ohne Bedeutung
Penicillin G	5 Mio I.E	5 Mio I. E./8 h	5 Mio I. E./8 h
Penicillin V	1,5 Mio I. E.	1,5 Mio I. E./24 h	1,5 Mio I. E./12 h
Piperacillin	4 g	3 g/8 h	3 g/6–8 h
Piperacillin/Tazobactam	4,5 g	4,5 g/12 h	4,5 g/8 h
Protionamid	6–10 mg/kg	unbekannt	unbekannt
Pyrazinamid	25–30 mg/kg	30 mg/kg/72 h	keine Daten
Quinupristin/Dalfopristin	7,5 mg/kg	CAPD ohne Bedeutung	CVVH ohne Bedeutung
Rifabutin	450–600 mg	CAPD ohne Bedeutung	CVVH ohne Bedeutung
Rifampicin	600 mg	CAPD ohne Bedeutung	CVVH ohne Bedeutung
Roxithromycin	300 mg	CAPD ohne Bedeutung	CVVH ohne Bedeutung

		CAPD	CVVH
Spectinomycin	2 g Einmaldosis i. m.	CAPD ohne Bedeutung	CVVH ohne Bedeutung
Streptomycin	5 mg/kg	5 mg/kg/48 h Talspiegel <4 µg/ml anstreben	5 mg/kg/24–48 h
Sulbactam	0,5–1 g	1 g/24 h	0,5 g/12 h
Teicoplanin	3–12 mg/kg	CAPD ohne Bedeutung	CVVH ohne Bedeutung
Telithromycin	800 mg	CAPD wohl ohne Bedeutung	CVVH wohl ohne Bedeutung
Tetracyclin	kontraindiziert	CAPD ohne Bedeutung	CVVH ohne Bedeutung
Tigecyclin	100 mg	CAPD ohne Bedeutung	CVVH ohne Bedeutung
Tobramycin	1,5–2 mg/kg	1–1,7 mg/kg/48 h Talspiegel <2 µg/ml alle 24 h anstreben	2 mg/kg/24 h
Vancomycin	15 mg/kg Talspiegel >10 µg/ml halten	CAPD ohne Bedeutung	es werden nur High-flux-Membranen eingesetzt, daher: 1000 mg alle 3–4 Tage
Voriconazol	6 mg/kg für 2 Gaben	CAPD ohne Bedeutung	noch nicht untersucht

CAPD (kontinuierliche ambulante Peritonealdialyse, 4 × 2 l/die).
CVVH (kontinuierliche venovenöse Hämofiltration oder -dialyse, 1,5–3 l/h).

Antibiotikatherapie in der Schwangerschaft und Stillzeit

U. Frank, *Antibiotika am Krankenbett*,
DOI 10.1007/978-3-642-25679-0_18,
© Springer-Verlag Berlin Heidelberg 2013

Antibiotika sind in der Schwangerschaft und Stillzeit hinsichtlich ihrer Sicherheit und Unbedenklichkeit klassifiziert in die Kategorien A, B, C, D. Beta-Laktamantibiotika hemmen die Zellwandsynthese der Bakterien. Da vergleichbare Stoffwechselschritte beim Menschen nicht vorkommen, sind z. B. Penicilline auch in der Schwangerschaft unbedenklich. Dennoch sollten vorzugsweise ältere Vertreter dieser Gruppe verwendet werden.

Eine genaue Diagnostik ist unerlässlich während der gesamten Schwangerschaft und Stillzeit.

- **Klasse A: Unbedenklich während der Schwangerschaft**

Kontrollierte Studien an schwangeren Frauen haben kein erhöhtes Risiko für den Fetus während des 1. Trimesters ergeben.

- Nystatin vaginal

- **Klasse B: Unbedenklich während der Schwangerschaft und Stillzeit: strenge Indikationsstellung**

Die experimentellen Untersuchungen ergaben keine Hinweise auf embryopathische oder teratogene Wirkungen.

Amphotericin B	Erythromycin
Azithromycin	Ethambutol
Cephalosporine	Meropenem
Clindamycin	Metronidazol
Daptomycin	Nitrofurantoin
Doripenem	Penicilline (inkl. β-Laktamaseinhibitoren)
Ertapenem	Rifabutin
Fosfomycin	

- **Klasse C: Strenge Indikationsstellung während der gesamten Schwangerschaft und in der Stillzeit**

Tierversuche ergaben Hinweise auf embryopathische oder teratogene Wirkungen. Es gibt nur unzureichende oder keine Studien zum Risiko beim Menschen. Der potenzielle Nutzen des Arzneistoffes rechtfertigt jedoch (möglicherweise) die Anwendung während der Schwangerschaft trotz möglicher Risiken.

Anidulafungin	Isoniazid
Azole	Linezolid
Caspofungin	Micafungin
Clarithromycin	Posaconazol
Chloramphenicol	Pyrazinamid
Colistin	Quinolone
Cotrimoxazol	Rifampin
Dapsone	Telavancin
Imipenem	Telithromycin
	Vancomycin

- **Klasse D: Kontraindiziert während der gesamten Schwangerschaft und Stillzeit**

Folgende Antibiotika sind nicht einzusetzen, es sei denn, es gibt keine bessere Alternative. Missbildungen bzw. irreversible Schädigungen des Fetus/Neugeborenen bekannt bzw. vermutet. Spezifische Information vor Einsatz notwendig.

- Aminoglykoside
- Tetrazykline
- Tigecyclin
- Voriconazol

Bemerkungen: Es sind nur limitierte klinische Daten für Doripenem in der Schwangerschaft verfügbar. Deshalb ist Doripenem während der Schwangerschaft und Stillzeit nicht einzusetzen, außer wenn eindeutig notwendig.

Antibiotika bei Lebererkrankungen

U. Frank, *Antibiotika am Krankenbett*,
DOI 10.1007/978-3-642-25679-0_19,
© Springer-Verlag Berlin Heidelberg 2013

> Für folgende Antibiotika sollten bei schweren Lebererkrankungen Alternativen verwendet bzw. sollte die Dosis reduziert werden (◘ Tab. 19.1).

◘ **Tab. 19.1** Antibiotika bei schweren Lebererkrankungen

Amoxillin/Clavulansäure	Ketoconazol
Amphotericin B	Lincomycin
Azithromycin	Linezolid (Risikoabwägung)
Aztreonam (Dosisreduktion)	Metronidazol (Antabus-Syndrom!)
Caspofungin (Dosisreduktion)	Mezlocillin (Dosisreduktion)
Cefotaxim	Moxifloxacin (Kontraindikation)
Ceftriaxon (Dosisreduktion bei gleichzeitiger Niereninsuffizienz)	Ofloxacin (Dosisreduktion)
Chloramphenicol (Dosisreduktion)	Oxacillin (Dosisreduktion)
Clarithromycin	Protionamid

◘ **Tab. 19.1** Fortsetzung

Clavulansäure	Pyrazinamid
Clindamycin	Quinupristin/Dalfopristin (Dosisreduktion)
Cotrimoxazol (Dosisreduktion)	Rifampicin, Rifabutin
Dicloxacillin	Roxithromycin (Dosisreduktion)
Doxycyclin	Tetrazykline
Erythromycin (v. a. E.-Estolat; Dosisreduktion)	Tigecyclin (Dosisreduktion)
Flucloxacillin	Telithromycin (Dosisreduktion bei gleichzeitiger Niereninsuffizienz)
Fluconazol	Voriconazol (Dosisreduktion)
INH (Dosisreduktion)	
Itraconazol (Dosisreduktion)	

> **Es gibt bisher außerordentlich wenige Untersuchungen über Antibiotikatherapie bei eingeschränkter Leberfunktion.** ◘ **Tab. 19.1 ist daher unvollständig.**

Diffusion von Antibiotika in den Liquor und in Hirnabszesse

U. Frank, *Antibiotika am Krankenbett*,
DOI 10.1007/978-3-642-25679-0_20,
© Springer-Verlag Berlin Heidelberg 2013

Gut bei entzündeten und nicht entzündeten Meningen	Gut nur bei entzündeten Meningen
Chloramphenicol	Amoxicillin
Cotrimoxazol	Ampicillin
Fluconazol	Cefepim
Flucytosin	Cefotaxim
Fosfomycin	Ceftazidim
Isoniazid (INH)	Ceftriaxon
Linezolid	Cefuroxim
Metronidazol	Ciprofloxacin
Protionamid	Clavulansäure
Pyrazinamid	Dicloxacillin
Voriconazol	Ertapenem
	Ethambutol
	Flucloxacillin
	Imipenem
	Levofloxacin
	Meropenem
	Mezlocillin
	Minocyclin
	Moxifloxacin
	Ofloxacin
	Oxacillin
	Penicillin G
	Piperacillin
	Rifampicin

Schlecht bzw. gar nicht sogar bei entzündeten Meningen	Gut in Hirnabszesse
Amikacin	Amphotericin B
Amphotericin B	Ampicillin
Azithromycin	Cefotaxim
Aztreonam	Ceftazidim
Cefaclor	Ceftriaxon
Cefadroxil	Chloramphenicol
Cefalexin	Cotrimoxazol
Cefazolin	Flucloxacillin
Cefotiam	Fosfomycin
Cefoxitin	Imipenem
Clarithromycin	Meropenem
Clindamycin	Metronidazol
Colistin	Penicillin G
Daptomycin	Teicoplanin
Doxycyclin	Vancomycin
Erythromycin	Voriconazol
Gentamicin	
Itraconazol	
Ketoconazol	
Netilmicin	
Penicillin V	
Quinupristin/Dalfopristin	
Streptomycin	
Sulbactam	
Teicoplanin	
Tetracyclin	
Tobramycin	
Vancomycin	

Lokalantibiotika

U. Frank, *Antibiotika am Krankenbett*,
DOI 10.1007/978-3-642-25679-0_21,
© Springer-Verlag Berlin Heidelberg 2013

- **Kontraindikationen von Lokalantibiotika**
- Wundinfektionen mit Abflussmöglichkeit von Eiter und Sekret (z. B. Nebacetin®)
- Abszesse
- Angina, Pharyngitis, Tonsillitis. Fast alle Medikamente, die zur Lokalbehandlung einer Angina oder Pharyngitis verordnet werden, enthalten unnötig Lokalantibiotika oder Desinfektionsmittel (z. B. Broncho-Tyrosolvetten®, Dorithricin®-Halstabletten, Dobendan®, Imposit® usw.)
- Spülung von Blasenkathetern (z. B. Uro-Nebacetin®)
- Kleinflächige Verbrühungen und Verbrennungen (z. B. Terracortril®-Spray)

❯ **Penicilline, Sulfonamide, Tetracycline, Framycetin und Neomycin sollten bei Infektionen der Haut nicht mehr angewendet werden, da sie häufig Allergien verursachen und die meisten Erreger von eitrigen Infektionen der Haut – Staphylococcus aureus, Streptokokken, Pseudomonas aeruginosa und andere gramnegative Keime – gegen Penicilline, Sulfonamide, Tetrazykline, Neomycin und Framycetin resistent geworden sind. Neomycin gehört zu den Substanzen, die am häufigsten Kontaktallergien verursachen. Alternativen sind:**

▼

Tyrothricin, Polymyxin (gramnegative Keime) oder Bacitracin, Fusidinsäure (grampositive Keime), Mupirocin (Staphylokokken, Streptokokken).

- ■ **Mögliche Indikationen für Lokalantibiotika**
- ▬ Impetigo contagiosa
- ▬ Eitrige Konjunktivitis, Trachom
- ▬ Chronische, eitrige Osteomyelitis (z. B. Gentamicinkugeln oder -ketten)
- ▬ Superinfizierte Ekzeme

❯ **In sehr vielen Fällen kann das Lokalantibiotikum durch Antiseptika (z. B. Betaisodona®-Lösung, Betaisodona®-Salbe, Braunol®) ersetzt werden. Polyvidonjodhaltige Lösungen können bei Lokalapplikation Brennen verursachen. Dies kann durch 1:10- bis 1:100-Verdünnung der Lösung weitgehend verhindert werden, ohne dass dadurch ein erheblicher Wirkungsverlust eintritt. Solange die Lösung nach Applikation braun bleibt, besteht Wirksamkeit. Wird die Lösung durch Wundsekret, Eiter, Blut entfärbt, so bedeutet dies, dass die Lösung unwirksam geworden ist. Eine Resistenzentwicklung gegen polyvidonjodhaltige Präparate ist bisher nicht bekannt. Dagegen beobachtet man bei allen Antibiotika, die vorwiegend lokal eingesetzt werden, eine zunehmende Resistenzentwicklung. Dies gilt auch für Gentamicin (z. B. Refobacin®-Creme). Daher sollte man sich bei der Lokalapplikation im Wesentlichen auf Substanzen beschränken, die bei der parenteralen Therapie keine oder nur eine sehr geringe Indikationsbreite haben, wie z. B. Bacitracin, Tyrothricin, Fusidinsäure, Polymyxin oder Mupirocin.**

Antibiotika- und Infektionsprophylaxe

U. Frank, *Antibiotika am Krankenbett*,
DOI 10.1007/978-3-642-25679-0_22,
© Springer-Verlag Berlin Heidelberg 2013

- ■ **Perioperative Antibiotikaprophylaxe**
- ▬ **Anforderungen an das Antibiotikum:** Möglichst atoxisch, angemessenes antibakterielles Spektrum, möglichst kostengünstig, keine Reserveantibiotika, keine Breitspektrum-Antibiotika. Nie: Piperacillin, Mezlocillin (u. Ä.), Chinolone, Cephalosporine der 3. Generation
- ▬ **Geeignete Antibiotika:** Basiscephalosporine/Cephalosporine der 2. Generation (z. B. Cefotiam, Cefazolin, Cefuroxim), Aminobenzyl-Penicilline mit β-Laktamaseinhibitoren (z. B. Amoxicillin/Clavulansäure, Ampicillin/Sulbactam), Isoxazolyl-Penicilline (Staphylokokken-Penicilline, z. B. Flucloxacillin), Metronidazol. Bei Penicillin-/Cephalosporin-Allergie: z. B. Clindamycin; bei oxacillinresistentem S. aureus: Vancomycin
- ▬ **Dauer der Antibiotikagabe:** Meist einmalige Gabe ausreichend (»single shot« bei Anästhesieeinleitung) bei OP-Dauer über 3–4 h. 2. Antibiotikadosis intraoperativ, nie länger als 24 h. Verlängerung der Antibiotikaprophylaxe, solange Katheter oder Drainagen liegen, ist unsinnig, wissenschaftlich nie nachgewiesen und teuer. Ein Antibiotikum, das verhindert, dass Drainagen besiedelt werden, gibt es nicht! Gefahr bei längerer Antibiotikagabe: Keimselektion, Resistenzentwicklung, höhere Nebenwirkungsrate

▬ **Dekolonisation:** Neuere Daten zeigen einen Vorteil (Reduktion der Rate von postoperativen S.aureus-Infektionen) für MRSA-Träger, die vor kardialen oder orthopädischen Eingriffen durch intranasales Mupirocin oder Chlorhexidin-Bad dekolonisiert worden sind.

▬ **Indikationen:**

    ▬ **Magenchirurgie (einschl. PEG):** Cephalosporine 2. Generation, Aminopenicillin/β-Laktamaseinhibitor; Einmalgabe; nur bei Risikofaktoren: blutendes Magen- oder Duodenalulkus, Magenkarzinom, Hemmung der Magensäuresekretion, Adipositas

    ▬ **Gallenwegschirurgie (einschl. laparoskopischer Cholezystektomie):** Cephalosporine 2. Generation oder Aminobenzylpenicillin + β-Laktamaseinhibitor, Einmalgabe; nur bei Risikofaktoren: Alter >60 Jahre, Adipositas, Ikterus, Choledocholithiasis, akute Cholezystitis. Bei ERCP: nur bei Obstruktion Ciprofloxacin p. o. 2 h vor Eingriff

    ▬ **Kolorektale Chirurgie (einschl. Appendektomie):** Cephalosporine 2. Generation + Metronidazol, Ampicillin/Sulbactam, Amoxicillin/Clavulansäure; Einmalgabe. Keine Antibiotikaprophylaxe bei aseptischen abdominalen Eingriffen ohne Eröffnung des GI-Traktes

    ▬ **Penetrierendes Abdominaltrauma mit Verdacht auf Darmverletzung:** Cephalosporine 2. Generation + Metronidazol so früh wie möglich. Bei Exploration ohne Darmverletzung: Einmalgabe; mit Darmverletzung: Antibiotikagabe 12–24 h; eine Antibiotikagabe über 24 h ist nur gerechtfertigt, wenn der chirurgische Eingriff über 12 h nach traumatischer Perforation durchgeführt wird.

    ▬ **Vaginale und abdominale Hysterektomie:** Cephalosporine 2. Generation + Metronidazol oder Aminobenzylpenicilline + β-Laktamaseinhibitor, Einmalgabe

    ▬ **Sectio caesarea:** Cephalosporine 2. Generation, Einmalgabe, erst nach Abklemmen der Nabelschnur

- **Abort und Kürettage:** Cephalosporine 2. Generation, Einmalgabe, nur bei Risikofaktoren, z. B. genitale Infektionen
- **Nephrektomie:** evtl. Cephalosporine 2. Generation
- **Transurethrale Prostatektomie:** Ciprofloxacin; Einmalgabe; bei primär sterilem Urin Indikation fraglich
- **Transrektale Prostatabiopsie:** Ciprofloxacin 12 h vor Biopsie; 2. Dosis 12 h nach 1. Dosis
- **Hüftgelenknahe Frakturen und Gelenkersatzoperation:** Cephalosporine 2. Generation oder Staphylokokken-Penicillin, Einmalgabe
- **Offene Frakturen:** Cephalosporine 2. Generation oder Staphylokokken-Penicillin, Dauer 12–24 h
- **Orthopädische Operation ohne Implantation von Fremdmaterial:** Keine Antibiotikaprophylaxe
- **Orthopädische Operation mit Implantation von Fremdmaterial:** Cephalosporine 2. Generation
- **Herz- und Gefäßchirurgie (einschl. Beinamputation):** Cephalosporine 2. Generation oder Staphylokokken-Penicillin (bei Beinamputation + Metronidazol) oder Vancomycin (bei hochgradigem V.a. MRSA), Einmalgabe; bei S. aureus-Trägern Mupirocin-Gabe intranasal für 5 Tage
- **Schrittmacherimplantation:** Chephalosporine 2. Generation, Einmalgabe
- **Neurochirurgische Shuntoperation:** Cephalosporine 2. Generation oder Staphylokokken-Penicillin oder evtl. Vancomycin (bei hoher Inzidenz von MRSA); Einmalgabe
- **Eingriffe im Kopf-/Hals-Bereich:** Cephalosporine 2. Generation + Clindamycin; Einmalgabe; nur bei kontaminierten großen Eingriffen, z. B. Neck Dissection, pharyngeale oder laryngeale Karzinome
- **Lungenchirurgie:** Cephalosporine 2. Generation, Einmalgabe; Indikation individuell stellen

▬ **Keine Antibiotikaprophylaxe bei:** Venen-, Arterien-, Blasenkatheter, Drainagen, Bewusstlosigkeit (Pneumonieprophylaxe), immunsuppressive Therapie, Kortisontherapie, Liquorfistel

▬ **Häufigste Fehler:**
  ▬ **Zu großzügig:** Nur bei wenigen Eingriffen ist die Indikation durch prospektive, randomisierte Doppelblindstudien belegt
  ▬ **Zu lang:** Meist Einmaldosis ausreichend! Nie: »Solange Katheter oder Drainagen liegen« (völlig falsche Indikation!)

◻ **Tab. 22.1** Antibiotika- und Infektionsprophylaxe

Erkrankung	Prophylaxe
Endokarditis	
I. Nach rheumatischem Fieber, rheum. Chorea, rheum. Herzvitium (auch bei künstlichen Herzklappen)	Benzathin-Penicillin G i. m. 1,2 Mio I. E. alle 3 Wochen bzw. Penicillin V 600.000 I. E./die verteilt auf 2 Dosen p. o. bzw. Erythromycin bei Penicillinallergikern (2 × 250 mg/die p. o.)[1]
II. Bei kongenitalen Herzvitien[2], künstlichen Herzklappen, Endokarditis in der Vorgeschichte	Schema A o. B (bei Penicillinallergie Schema C)

- **Zu breit:** Nie Breitspektrumpenicilline, Cephalosporine der 3. Generation, Chinolone, fixe Antibiotikakombinationen
- **Zu anspruchsvoll:** Perioperative Antibiotikaprophylaxe senkt die postoperative Wundinfektionsrate, verursacht durch die am häufigsten in Frage kommenden Erreger; sie verhindert nicht alle postoperativen Infektionen durch alle Erreger (◘ Tab. 22.1)

Bemerkungen

Kinderdosen: 1 × 600.000 I. E. Benzathin-Penicillin i. m. (<25 kg); 1 × 1,2 Mio I. E. i. m. (>25 kg) 1 × /Monat; 2 × 200.000 I. E./die Penicillin V p. o. (<25 kg); >25 kg wie Erwachsene. Penicillinallergie: 25 mg Erythromycin, Cefalexin pro kg/die verteilt auf 2 Tagesdosen

Zahneingriffe mit Manipulation der Gingiva bzw. der periapikalen Zahnregion oder Perforation der oralen Mukosa
Respirationstrakt: invasive Eingriffe (Bronchoskopien mit Biopsie[3], Tonsillektomie, Adenektomie), insbesondere zur Behandlung von Infektionen (z.B. Abszessdrainage)
Bei Patienten mit Gastrointestinal[4–] oder Urogenitaltrakt-Infektionen oder zur Verhütung von chirurgischen Infektionen, einschl. Sepsis: Gabe einer Enterokokken-wirksamen perioperativen Antibiotikaprophylaxe (z. B. Ampicillin, Piperacillin)[4]
Eingriffe am Urogenitaltrakt: Bei Patienten mit Enterokokken-Harnwegsinfektion Behandlung vor elektivem Eingriff bzw. Gabe einer Enterokokken-wirksamen perioperativen Antibiotikaprophylaxe vor nicht elektivem Eingriff (bevorzugt Ampicillin oder Amoxicillin)

◼ **Tab. 22.1** Fortsetzung

Schema	Erwachsene
Schema A	Amoxicillin 2 g p. o. (>70 kg: 3 g), 1 h vor Eingriff
Schema B	Ampicillin 2 g i. m. oder i. v., 1/2–1 h vor Eingriff
Schema C	Clindamycin 600 mg p. o. oder Cefa-lexin 2 g, Cefadroxil 2 g, Azithromycin 500 mg, Clarithromycin 500 mg jeweils p. o., 1 h vor Eingriff oder Clindamycin 600 mg i. v., 1/2 h vor Eingriff nach Empfehlung der European Society of Cardiology, 2009
Erkrankung	Erreger
Diphtherie	Corynebact. diphtheriae
Haemophilus influenzae-Exposition	H. influenzae B

Kinder

Amoxicillin 50 mg/kg p. o. 1 h vor Eingriff oder <15 kg:
Amoxicillin 0,75 g p. o.; 15–30 kg: Amoxicillin 1,5 g p. o., >30 kg Amoxicillin 2 g p. o. (wie Erwachsene)

Ampicillin 50 mg/kg i. m. oder i. v., 1/2 h vor Eingriff

Clindamycin 20 mg/kg p. o. oder Cefalexin 50 mg/kg, Cefadroxil
50 mg/kg, Azithromycin 15 mg/kg, Clarithromycin 15 mg/kg jeweils
p. o. 1 h vor Eingriff
oder
Clindamycin 20 mg/kg i. v., 1/2 h vor Eingriff

Prophylaxe	Bemerkungen
Erwachsene und Kinder >30 kg: 1 × 1,2 Mio I. E. Benzathin-Penicillin G i. m. Kinder <30 kg: 1 × 600.000 I. E. Benzathin-Penicillin G i. m. Bei Penicillinallergie: 40–50 mg/kg/die Erythromycin 7 Tage	Antibiotische Prophylaxe für alle engen Kontaktpersonen, unabhängig vom Impfstatus! Zusätzlich: Auffrischimpfung, wenn letzte Impfung länger als 5 Jahre zurückliegt; Grundimmunisierung bei unzureichendem oder fehlendem Impfschutz
Erwachsene: 1 × 600 mg Rifampicin 4 Tage Kinder: 1 × 20 mg/kg Rifampicin 4 Tage Kinder <1 Monat: 1 × 10 mg/kg Rifampicin 4 Tage	*Haushalt:* Für alle Kontaktpersonen, wenn: – mindestens 1 Kontakt-Kind (<4 Jahre) ohne (vollständigen) Impfschutz ist, – ein Kleinkind (<12 Monate) ohne Basis-Impfschutz ist, – ein Kontakt-Kind immunsupprimiert ist (unbhängig von dessen Impfstatus).

◨ **Tab. 22.1** Fortsetzung

Erkrankung	Erreger
Harnwegsinfektionen, chron. rezidivierend	Stuhlflora
Meningokokken-exposition	Meningokokken
Neugeborenen-konjunktivitis	Gonokokken, Chlamydien

Prophylaxe	Bemerkungen
	– Wenn alle Kontaktpersonen >4 Jahre oder mit komplettem Impfschutz, dann keine Prophylaxe. *Kindergarten/Schule:* Für alle Kontaktpersonen, wenn ≥2 Fälle innerhalb der letzten 60 Tage aufgetreten und Kinder ohne (vollständigen) Impfschutz sind. Bei Auftreten eines Falles keine Prophylaxe. *Indexpatient:* Prophylaxe, wenn Therapie mit Ampicillin; keine Prophylaxe, wenn Therapie mit Ceftriaxon oder Cefotaxim
▶ Harnwegsinfektion (▶ Kap. 11.26)	
Erwachsene: 2 × 600 mg Rifampicin p. o. 2 Tage; 1 × 500 mg Ciprofloxacin p. o.; 1 × 500 mg Azithromycin p. o.; 1 × 250 mg Ceftriaxon i. m. Kinder ≥1 Monat: 2 × 10 mg/kg Rifampicin p. o. 2 Tage; 1 × 10 mg/kg Azithromycin p. o.; 1 × 125 mg Ceftriaxon i. m. Kinder ≤ 1 Monat: 2 × 5 mg/kg Rifampicin p. o. 2 Tage	Nur bei engen Kontakten (Familie, Kindergarten, Mund-zu-Mund-Beatmung, Intubation, Absaugen usw.) bis 7 Tage vor Auftreten der Erkrankung beim Index-Fall; Prophylaxe 10 Tage nach Kontakt nicht mehr sinnvoll
Credé-Prophylaxe (1 % Silbernitrat)	Nur noch bei Risikogruppen

■ **Tab. 22.1** Fortsetzung

Erkrankung	Erreger
Neugeborenensepsis	B-Streptokokken Screening vaginal und rektal in der 35.–37. SSW
Peritonitis, spontan bakteriell (SBP)	Enterobakterien, grampositive Kokken, Anaerobier
Pertussis	Bordetella pertussis
Scharlach/Tonsillo-pharyngitis	A-Streptokokken

Prophylaxe	Bemerkungen
Penicillin G 5 Mio I. E. i. v. initial, dann 2,5 Mio I. E. alle 4 h oder Ampicillin 2 g i. v. initial, dann 1 g alle 4 h bis zur Entbindung (mindestens 2 Dosen vor Entbindung). Bei Allergie: Clindamycin 900 mg i. v. alle 8 h	Nur bei kolonisierten Frauen (vaginales und rektales Screening in der 35.–37. SSW) Neonatale Streptokokken-Infektion in der Anamnese; Bakteriurie mit B-Streptokokken in der SS; positives B-Streptokokken-Screening; bei unbekanntem B-Streptokokken Status plus Risikofaktor: Geburt vor 37. SSW, Blasensprung ≥18 h, Temperatur ≥38°C intrapartum
a. Ciprofloxacin 500 mg p. o. b. Cotrimoxazol (160/800 mg p. o.) 5 Tage/Woche oder Ciprofloxacin 750 mg p. o./Woche	a. Patienten mit Zirrhose und oberer gastrointestinaler Blutung; b. Patienten mit Zirrhose, Aszites und vorausgegangener SBP
Erwachsene und Kinder: 40–50 mg/kg/die Erythromycin 14 Tage (max. 2 g/die) Erwachsene: Azithromycin 1 × 500 mg an Tag 1, 1 × 250 mg an Tag 2–5 Kinder <6 Monate: Azithromycin 1 × 10 mg/kg/die für 5 Tage Kinder >6 Monate: Azithromycin 1 × 10 mg/kg an Tag 1, dann 1 × 5 mg/kg an Tag 2–5	Alle engen Kontakte, unabhängig von Alter und Impfstatus; unbehandelte Patienten sind ca. 4 Wochen kontagiös, behandelte während der ersten 5 Tage der Antibiotikatherapie
Erwachsene und Kinder >30 kg: 1 × 1,2 Mio I. E. Benzathin-Penicillin G i. m. Kinder <30 kg: 1 × 600.000 I. E. Benzathin-Penicillin G i. m. Bei Penicillinallergie: Erythromycin, Oralcephalosporine 10 Tage	Nur bei Kontaktpersonen mit pos. Rachenabstrich und nur bei Epidemie (Schule, Kindergarten, Kaserne); Rachenabstriche von asymptomatischen Kontaktpersonen nur bei Epidemien

■ **Tab. 22.1** Fortsetzung

Erkrankung	Erreger
Splenektomie	Pneumokokken, Meningokokken, H. influenzae
Staphylokokkenepidemie in Neugeborenenstation oder epidemische Staph.-Wundinfektionen	S. aureus
Syphilis	Treponema pallidum
Tetanus	Clostridium tetani

Prophylaxe	Bemerkungen
Erwachsene und Kinder >5 Jahre: Penicillin V 2 × 250 mg tgl. Kinder <5 Jahre: Penicillin V 2 × 125 mg/die oder Amoxicillin 20 mg/kg/die (gleichzeitig H.-influenzae-Prophylaxe) bei Penicillinallergie 4 × 500 mg Erythromycin oder 2 × 500 mg Clarithromycin	*Kinder:* Pneumokokken- und HiB-Impfung: Pneumokokken-Auffrischimpfung alle 6 Jahre; Antibiotikaprophylaxe Kinder <5 bis zum 5. Lebensjahr, Kinder >5 für mindestens 1 Jahr nach Splenektomie (ggfs. bis 18. Lebensjahr) *Erwachsene:* Impfung wie Kinder; Penicillin V bei Immunsuppression oder maligner hämatologischer Grunderkrankung; Dauer der Prophylaxe unbekannt (ca. 2 Jahre) Sofort Amoxicillin/Clavulansäure p. o. (Selbstmedikation) bei Anzeichen eines fieberhaften Infektes
Mupirocinsalbe (Turixin®) ca. 5–7 Tage bzw. bis S. aureus aus Nasen-Rachen-Raum eliminiert ist (bei Versagen: erneut Mupirocin topisch und Rifampicin + Fusidinsäure p. o.)	Nur bei Staphylococcus aureus pos. Nasen-/Rachenabstrich bei Kontaktpersonen (insbes. Operateure, Pflegepersonal) (Suche nach Staphylokokkeninfektion bei Kontaktpersonen). Isolierung infizierter und kolonisierter Patienten; wenn Körperwaschung, dann mit PVP-Jod-Seife oder Octenidin
Benzathin-Penicillin G 2,4 Mio I. E. i. m. einmalige Dosis, Ceftriaxon 1 g/die i. v., i. m. für 8–10 Tage, Azithromycin 1 × 2 g p. c.	Innerhalb von 30 Tagen nach Exposition, allerdings kein sicherer Schutz
250–500 I. E. Tetanus-Immunglobulin i. m. (Kinder u. Erwachsene)	Prophylaxe bei Verletzten mit fehlendem oder unzureichendem Impfschutz

◘ **Tab. 22.1** Fortsetzung

Erkrankung	Erreger
Tuberkulose	Mycobacterium tuberculosis

[1] Mit Karditis: Penicillin G 10 Jahre lang bzw. bis zum Erreichen des 25. Lebensjahres Ohne Karditis: Penicillin G 5 Jahre lang bzw. bis zum Erreichen des 18. Lebensjahres.
[2] Zyanotische kongenitale Vitien, Gefäßprothesen.

Prophylaxe	Bemerkungen
Kinder: INH 10 mg/kg/die p. o.; Erwachsene: INH 5 mg/kg/die p. o.; Chemoprophylaxe zunächst für 3 Monate; wenn Tuberkulin-Konversion nach 3 Monaten, Behandlung auf 9 Monate erweitern (präventive Chemotherapie)	Menschen, die Haushaltskontakte mit an offener TB erkrankten Personen haben. Bei Kindern <5 Jahren unverzüglich nach radiologischem Ausschluss einer TB tägliche Gabe von INH über 2–3 Monate; altersunabhängig auch bei angeborener, erworbener oder medikamentös induzierter Immunschwäche (Chemoprophylaxe). Bei Kindern >5 Jahre, Jugendlichen und Erwachsenen <50 Jahre mit positiver Tuberkulin-Reaktion, unverzüglich nach radiologischem Ausschluss einer TB, fehlendem Hinweis auf INH-Resistenz und fehlender Kontraindikation tägliche Gabe von INH über 9 Monate (präventive Chemotherapie) Bei Erwachsenen >50 Jahre und bei Vorliegen eines erhöhten Erkrankungsrisikos Überprüfung der Indikation zur präventiven Chemotherapie nach individueller Risikogewichtung (Empfehlungen des Deutschen Zentralkomitees zur Bekämpfung der Tuberkulose; http://www.dzk-tuberkulose.de)

[3] Keine Endokarditisprophylaxe bei Bronchoskopien ohne Biopsie.
[4] Keine Endokarditisprophylaxe bei Gastro- oder Koloskopien.

Physikalische Unverträglichkeit von Antibiotika und Antimykotika in Infusionslösungen

(◖ Tab. 23.1)

U. Frank, *Antibiotika am Krankenbett,*
DOI 10.1007/978-3-642-25679-0_23,
© Springer-Verlag Berlin Heidelberg 2013

◖ Tab. 23.1 Physikalische Unverträglichkeit von Antibiotika und Antimykotika in Infusionslösungen

Antibiotikum	Anderes Pharmakon
Amikacin	Amoxicillin/Clavulansäure, Amphotericin B, Ampicillin, Cephalosporine, Makrolide, Pantoprazol, Tetrazykline, Vitamin B und C
Amoxicillin/Clavulansäure	Aminoglykoside, Bicarbonat, Ciprofloxacin, Dextran, Glukoselösungen, Kortikosteroide
Amphotericin B	Antihistaminika, Elektrolythaltige Lösungen, Kortikoidsteroide, Penicillin G, Tetrazykline, Vitamine
Ampicillin	Aminoglykoside, Metronidazol, Tetrazykline
Aztreonam	Metronidazol, Natriumbikarbonat

◼ **Tab. 23.1** Fortsetzung

Antibiotikum	Anderes Pharmakon
Cefepime	Aminoglykoside, Caspofungin, Metronidazol, Vancomycin
Cefotiam	Aminoglykoside, Fluconazol
Cefotaxim	Aminoglykoside, Natriumbicarbonat, pH >7
Ceftazidim	Aminoglykoside, Natriumbikarbonat
Ceftriaxon	Aminoglykoside, Calcium, Fluconazol, Ringer-Lösung, Vancomycin
Cefuroxim	Aminoglykoside, Clarithromycin, Colistin, Fluconazol, Natriumbikarbonat
Chloramphe-nicol	Fluconazol, pH <5, >7, Vancomycin, Vitamin B und C
Ciprofloxacin	Calcium, Clindamycin, Heparin
Clindamycin	Ampicillin, Barbiturate, Calcium, Ceftriaxon, Ciprofloxacin
Daptomycin	Glukoselösungen
Doripenem	Amphotericin B, liposomales Ampho thericin B, Diazepam, Kaliumphosphat, Propofol
Erythromycin	Barbiturate, NaCl-Lösungen, Tetrazykline, Vitamin B und C
Flucloxacillin	Aminosäurehaltige Infusionslösungen
Gentamicin	Cephalosporine, Penicilline
Imipenem	Aminoglykoside, Laktathaltige Infusions-lösungen
Mezlocillin	Aminoglykoside, Procain, Tetrazykline

◼ **Tab. 23.1** Fortsetzung

Antibiotikum	Anderes Pharmakon
Netilmicin	β-Laktamantibiotika, Chloramphenicol, Sympathikomimetika, Vitamin B
Penicillin G	Ascorbinsäure, Bikarbonat, Laktat, Pentobarbital, Tetrazykline, Vitamin B
Piperacillin ± Tazobactam	Aminoglykoside, Natriumbikarbonat
Protionamid	Rifampicin
Quinupristin/ Dalfopristin	NaCl-haltige Infusionslösungen
Rifampicin	Natriumbikarbonat, Tetrazykline, andere Tuberkulostatika
Streptomycin	Calciu mglukonat, Barbiturate, Heparin-Natrium, Isoniazid, Natriumbikarbonat, Rifampicin
Sulbactam	Aminoglykoside, Metronidazol, Noradrenalin, Prednisolon, Procain, Tetrazykline
Tetrazykline	Barbiturate, Natriumbikarbonat, Heparin, Kortison, Penicillin G, Ringer-Laktat, Vitamin B
Tigecyclin	Amphotericin B, liposomales Amphtotericin B, Chlorpromazin, Methylprednisolon, Voriconazol
Tobramycin	Heparin
Vancomycin	Diverse Inkompatilitäten(Fachinformation beachten)

Referenzen:
Trissel LA, Handbook on Injectable Drugs, 15. Ausgabe (2008) Deutscher Apotheker Verlag, Stuttgart
Stabilis: http://stabilis.org
The Merck Manual: http://www.merck.com/mmpe.

Internetseiten (Stand September 2012)

U. Frank, *Antibiotika am Krankenbett*,
DOI 10.1007/978-3-642-25679-0_24,
© Springer-Verlag Berlin Heidelberg 2013

- Centers for Disease Control and Prevention (CDC), USA: http://www.cdc.gov
- Liste der Nationalen Referenzzentren und Konsiliarlaboratorien: http:/www.rki.de/INFEKT/NRZ/NRZ.HTM
- Paul-Ehrlich-Gesellschaft für Chemotherapie: http://www.p-e-g.de
- Robert-Koch-Institut, Berlin: http://www.rki.de

Stichwortverzeichnis

O

Ofloxacin 106
Operation
– orthopädische 245
Orbitaphlegmone 167
Orelox® 63
Osteomyelitis 167
– akute 167
– chronische 169
– nach Gelenkimplantation 169
Otitis externa 171
Otitis media 171
Oxacillin 107
Oxazolidinone 3

P

Paediathrocin® 83
Pankreatitis
– akute, chronische 172
Panoral® 56
Paraxin® 70
Parotitis
– bakteriell 173
Pasteurella multocida 40
Penicillinasefeste 1
Penicillin G 108
Penicillin-Grünenthal® 108
Penicillin V 110
Peptostreptokokken 40
Perikarditis 173
Peritonealdialyse 215
Peritonitis 174
Pertussis 175
PETEHA® 114

Phenoxypenicilline 1
Piperacillin 111, 112
Piperacillin-ratiopharm® 111
Pleuraempyem 175
Pneumocystis-carinii-Pneumonie 178
Pneumokokken 40
Pneumokokkenresistenz
– Aktuelle 140
Pneumonie 176
– ambulant erworben 176
– Aspirationspneumonie 176
– nosokomial 176
Podomexef® 63
Polyene 3
Polymyxine 3
Posaconazol 113
Propionibakterien 40
Prostatektomie
– transurethrale 245
Prostatitis 179
Proteus mirabilis 40
Proteus vulgaris 40
Protionamid 114
Providencia-Spezies 40
Psittakose 178
Pyelonephritis 179
Pyrafat® 115
Pyrazinamid 115
Pyrazinamid® 115

Q

Q-Fieber 181

Printing: Ten Brink, Meppel, The Netherlands
Binding: Stürtz, Würzburg, Germany